近现代稀见中医著作集丛刊校⑥拾第一辑

胡万魁

古方治今病医案

胡万魁 著

宋启明 校注

学苑出版社

图书在版编目（CIP）数据

胡万魁古方治今病医案／胡万魁著；宋启明校注. —北京：学苑出版社，2022.2
（近现代稀见中医著作集丛刊）
ISBN 978-7-5077-6373-7

Ⅰ.①胡…　Ⅱ.①胡…②宋…　Ⅲ.①医案-汇编-中国-民国　Ⅳ.①R249.6

中国版本图书馆 CIP 数据核字（2022）第 026432 号

责任编辑：付国英
出版发行：学苑出版社
社　　址：北京市丰台区南方庄 2 号院 1 号楼
邮政编码：100079
网　　址：www.book001.com
电子信箱：xueyuanpress@163.com
电　　话：010-67603091（总编室）、010-67601101（销售部）
印　刷　厂：廊坊市都印印刷有限公司
开本尺寸：880×1230　1/32
印　　张：5.25
字　　数：100 千字
版　　次：2021 年 2 月第 1 版
印　　次：2022 年 2 月第 1 次印刷
定　　价：35.00 元

丛书编委会

名誉主编　栗德林

主　　编　庄扬名　杨　鑫

副主编　宋启明　钱益啸

编　　委　（以姓氏笔画为序）

王小岗　李晨东

罗建斐　金　钊

赵建南　黎润林

丛 书 总 序

医案是中医基础理论与临证实践相结合的结晶，是历代医家传承学术与创新发展的载体。医案丰富的内涵折射出中医药先贤的学术特点、学术思想和学术成就。漫长的中医发展过程中，医案由简而全、由散而范，逐渐趋于完善，同时也反映出不同历史时期的科学发展和医家思想的活跃程度。

明代江瓘编著的《名医类案》12 卷，即是把明代以前的历代医家医案、经史百家中所载医案近 3000 例，以病证分为 205 门，以内科为主，兼及外、妇、五官各科。以姓名、年龄、体质、症状、诊断、治疗方药等的体例叙述，并多加注或按语，可谓开医案类书之先河，是中医第一部研究古代医案的专著。医案中所展现的精湛医术和治疗经验，精彩纷呈，为后世研究医家的学术思想脉络，留下了宝贵资料。

在西学东渐和社会大变局的冲击下，近现代中医药以"医乃仁术"的悬壶理念，大医精诚的业医精神，闯过艰难险阻，牢牢地扎根在神州大地，体现出中医群体极大的生命力。这一时期依然名医辈出，依然对医籍医案有深入的研究。如曹颖甫著《经方实验录》，徐衡之等编《宋元明清名医类案》，何廉臣著《全国名医验案类编》等。

现在，专业出版机构纷纷推出国医大师系列医籍医案图书，如《中国百年中医临床家丛书》《现代百名中医临床家丛书》等。这些国医大师，他们多是跨民国时期至中华人民共和国成立后的、省级以上的名老中医及全国老中医药专家学术经验继承工作前三批的指导老师（国家级名老中医）的一部分，总数不足300位，在中医长河中可谓是凤毛麟角。因此，对已有的名老中医医案要进行深入研究，点、校、注、按；对于尚没有出版的名老中医医籍医案深入挖掘、收集整理，发表出版势在必行；"高手在民间"，对于遗留下来，或在临床中仍在应用，或已近失传的医籍医案，当去粗取精、去伪存真，尽早整理使之面世。这是使我们的中医得以传承和发扬的主要举措。

《近现代稀见中医著作集丛刊》编辑组，"不忘初心，牢记使命"，沉下心来，为近现代名医医籍医案的补充、完善进行了不懈的努力，这对中医传承、创新、发展都具有重要的现实意义和深远的历史意义。本套丛书的出版，可提升阅读者的中医临床水平，开阔中医临床辨治的眼界，启迪中医临床研究的思路。

编辑组邀我为本丛书作序，不揣愚钝，而发管窥之见。

黑龙江中医药大学原校长

第二、四、五、六批全国老中医药专家

学术经验继承工作指导老师

栗德林

2021 年 2 月 28 日

前　言

　　胡万魁，号星垣，辽宁省辽阳市人，生于 1864 年，卒于 1944 年。幼年体弱，因喜爱医学，遂拜名医吴越仿为师，七历寒暑，刻苦钻研，善师古而不泥，尤精于伤寒之学。二十四岁时于辽阳东大街设立"乾元堂"开始行医，二十九岁到"咸春堂"坐堂行医，三十八岁到沈阳钟楼南"春和堂"坐堂，四十八岁时回辽城内四街道设立"大安堂"药店并坐堂行医。

　　1928 年，胡万魁六十四岁时将临床四十余年之经验，以及运用古方治疗奇难杂症之验案，编为四卷，名曰《古方今病》。是书以方为纲，方下列验案为目，以案说方。全书切合临床实际，揭示用方真机，于关键处又有自按以提示。

　　《古方今病》共列方四十四道，案三百余揭，经方时方并存，以经方为多，多发时人所未发，如麻黄汤治下体麻木案，小青龙汤治翼肉攀睛、羊癫疯症等。本欲付梓，然因时局动荡，未能刊行于世。

辽阳医科学校校董王博泽（静山）先生，为星翁好友，评介《古方今病》一书："奏效多有奇特者，怪疾多有罕闻者，因力劝付梓，以为楷模。"遂将《古方今病》一书刊诸梨枣，以广流传，为的是"夫切疗不致枉死，服药令其全生"，并又为该书详加按语。

1958年，星翁之孙炳文将此书稿赠献于辽宁中医学院。1959年2月开始在《辽宁中医》杂志上连载刊出，后手稿散佚无存。1981年，辽阳中医研究所王国礼老师得一抄本《古方今病》，整理之后发现抄本内容不全，只得二百八十三案，且王静山先生之批语亦多缺失，甚为可惜。

编者游历辽沈，得老杂志数种，见星翁医案七篇，访之民间，无复知星翁名号者，所缺二篇，亦从友人吴喆处得其相片，今据之以出版，为让读者更明了本书内容主旨，故另起书名为《胡万魁古方治今病医案》，以翼使星翁一生之经验得传，临证亦得一参考之书。

编　者

2021年4月

目　　录

一、桂枝汤加减方证

（一）鼻流清涕不止而嚏

应咸亭，病鼻流清涕不止，不闻香臭，时而痒嚏出，四五即止，止而复嚏，睡则涕嚏俱息。以桂枝汤加熟石膏二钱，二剂全愈。经云：肺热甚则流涕，无风不嚏。冷伤风，有涕无嚏；热伤风，涕嚏俱出。阳则动，阴则静，有声为阳，无声为阴是也。

【按】此症流涕，鼻痒且嚏，系风热伤表，内壅于肺，逼载肺液，上涌为涕，风激水而波兴，理同然也。经云：微热则痒，热甚则痛。今则鼻痒，知其为热风也。风善行而数变，鼓荡疾浮，宜其喷嚏欲出也。睡属静为阴，涕嚏交加，阳动症象，得阴自瘥。风不摇，热不张，故睡则涕止也。羁邪借嚏暂宣，故四五发而自已，然邪不因此而衰，是以旋止而复作也。

（二）鼻塞涕出

二道街洪姓妇，患鼻塞不通，流涕不止，嚏出四五即已，已而复嚏，不闻香臭已一年之久矣。以桂枝汤加熟石膏三钱，七副全愈。

【按】本经旨以施疗，若合符节，无论其为中风、伤寒、杂病，但审此症，即用此方，无有不当者。将仲景立方通例于此揭出，真善读仲景书者也。桂枝汤本治中风之主方，先生见病因于风，即用治风之方，宣通营卫，调运阴阳，加石膏质重而散，性凉制热，自当病瘳。良非叔季人所可企及。此等症状，在粗工鲜不认为鼻渊而习用套方者，先生别具明镜，自能效如桴鼓。

（三）风寒伤形头晕

韩姓，患身乏而软，头时晕，足行无根；饮食微少，二便如常；身无寒热，亦无痛处；动而有汗，静而微有麻木之感，遇风则重，遇热而轻。体渐瘦，三月余，温补不效。余诊：脉细缓无神，外无六经形症，内无便溺之阻隔，饮食和平，乃风寒伤形之症。以桂枝汤十余剂全愈。

【按】诠定风寒伤形，法本《内经》。身疲体瘦，头晕足浮，动则汗出，是形伤确据。温补未为不当，而独未思及其遇风则麻木感重，遇热而轻之理。缘本为风伤，故遇风而麻木重；为寒所伤，自当遇热而轻。甚哉，审症之不可不周也。考桂枝汤治寒风，固所擅长。解肌腠，和营卫，且辛甘化阳，苦甘化阴，面面周到，情理咸宜。先生举而行之，令人叹服。

（四）瞳人散大

张姓，四十八岁，忽然瞳人散大。原因心中不乐，在地缚花时久，有汗站起，随头迷眼花，目视不明。用桂枝汤加附子八分，人参三钱，生龙骨三钱，生牡蛎三钱，四副全愈。

【按】 经云精明五色者，气之华也。盖谓神光之闪灼，实禀脏腑之精英。又目者，心之使也。缚花时久，未免劳烦伤阳。凝睛注视，亦是久视伤血。心中不乐，定缘忿怒。心主血，怒伤肝，是肝心两病，宜其眼花视瞑也。仍觉头迷者，盖证为肝风掉眩。而一点神光，乃肾水之菁华，瞳人忽大，肾水虚散而不敛也。汗出津涣，心阳外越不收也。于是，水不能鉴，火不能烛，目视不明，有由来矣。故用姜桂之辛，和草枣之甘，以资化阳；和芍药之苦，以借化阴。加龙骨以伸心火而敛劳散之神，用牡蛎以戢肾水而输上注之精。人参、附子调于阴阳徐疾之间，且芍药、龙牡尤足镇制肝横，拟方之新颖神妙，亦如龙之变化莫测。余尝览《金匮》及《本草经》，深悟龙牡之性，故敢略撰梗概，直将点睛欲飞矣。奈何今人止谓涩以固脱，何其浅哉。噫！医风日晦，千秋长夜，得先生之针度，不啻暗室藏灯。然高山流水，谁系知音？综桂枝汤所治各病，活泼机转，左右逢源。所谓表症得之，解肌和营卫；里症得之，化气调阴阳。先哲信不我诬也。

（五）小便几几

王木匠，二十五岁，患小便几几①，兼有微麻，半年之久，百药不效，审其原因，因腊月回家，宿至五更，北行上柜，严寒风大，未穿长衣，午后觉病，日夜不止，余无他病。以桂枝汤十余剂全愈。

【按】小便为膀胱下口，人尽知之。惟几几微麻，系风寒客胕，人或未之知也。先生据其早夜途行，严冬风寒伤于太阳，即投桂枝汤。噫，一时之深心，即愈半载之痼证，非熟于伤寒论者，孰能如是乎？

———————————

① 几几：拘紧而不灵活。

二、麻黄汤加减方证

蒋姓，因怒行路，天寒风冷，跋涉五十余里，到家食饭，饭后微觉头痛，至夜痛剧。头紧无汗，坐卧不安，四日未愈。余诊脉大而紧，经云大者伤气，紧者为寒。以麻黄汤加黄芪五钱服之，外用炭火烤前额，汗出痛止。又见头眩而呕，以小柴胡汤加桂枝三钱和解，二剂全愈。

【按】天寒地冷，长途步趋，其易罹伤寒也明矣。淫邪传受，始之太阳，其脉起目内眦，上额交巅，络脑。经云，寒客于脉则缩踡，而外引小络，稽涩不通，故卒然痛。且怒则气逆，两因相并，宜其头之痛甚且紧也。寒本伤卫，旧曰伤荣者非也。卫被寒束，经气滞缚，拘急无汗，坐卧不安，未为无因。意能投用麻黄之辛温，径走皮毛，加黄芪以顾途行劳伤之气，火烤取内经桑钩钩法，故不难汗出痛止也。只缘未了之余邪，亦能随经传作，故又见眩呕之少阳症，遂投以小柴胡汤加桂而和解之，是非精于伤寒之奥旨，焉能合乎仲景之玄机。

三、葛根汤加减方证

（一）头痛呕吐

高姓妇，患病一日，脉大而紧，一身壮热，盖被二床，恶寒头痛，身疼无汗，昏昧谵语，喝水呕吐。以葛根汤加半夏三钱，生姜三片，水煎服，汗出身凉，一剂全愈。

（二）头痛而泻

谭姓妇，患病一日，脉见浮长，身热恶寒，头痛身痛，无汗而泻。以葛根汤一剂汗出而愈。

【按】二阳合病，自宜仍据仲景为依归。在未读伤寒论者，恐以九味羌活、人参败毒类投之矣。而先生治近于阳明者，即以阳明方调之，前案头痛而呕，此案头痛而泻，虽均系二阳合病之症，而重在太阳之开。以太阳主开，开于上呕吐，开于下而泻利。一方加半夏，一方去半夏，其中大有至理，细玩本论自尽其巧。

（三）头痛吐泻

永盛西栈孙人奇，二十二岁。患身热恶寒，盖被三床，头痛身痛，无汗心烦，渴而引饮，腹痛水泻，上攻呕吐，医言秋温，五日未愈。余诊脉浮而长，长者阳明，浮者太阳，乃太阳、阳明合病。以葛根汤加半夏三钱、生姜三片水煎服。一汤汗出如雨而愈，二汤未服。

【按】五日之久，脉症如是，乃合病稽经未传者。有其病即用其方，宜乎愈矣。昧者不识，妄议而谓秋温，非先生岂不殆哉。

四、小青龙汤加减方证

（一）噎而即吐

常姓，得病食粥饮水下咽而噎，噎而即吐，食干不噎，病已月余。以小青龙汤服之，四剂全愈。

【按】度其饮水及粥则作噎而吐，食干则否，此其病于水也明矣。盖因胸膈素有潴留之水，复加饮入之水，两水相积，乌得不攻冲而噎、逐入而逐吐哉。引用小青龙，散心下之水气，借麻黄之大力，领诸药之气，布于上运于下，达于四旁，内行于州都，外行于玄府，诚有左宜右有之妙；势可翻波逐浪，以归江海，不欲其兴云升天而为淫雨，方名小青龙，良有以也。

（二）吐唾不止

李姓妇，产后三月，不渴，口吐唾沫，连吐不止。睡则止，醒即吐，余无他病。以小青龙汤服之，二剂而愈。

【按】子脏位连膀胱，产后未免波动水府，此与伤寒表不解而动里水之气，其理无异。以故水气上僭而吐唾不止。经云，肾主唾，肾与膀胱相表里，用青龙以化散之，宜乎愈矣。

（三）咳而胖肿

王姓妇，吐泻后半月，又因生气饮水，睡时受凉。脉大而紧，身热恶寒，头痛心烦，咳嗽身面浮肿，咽胸发紧而气短。余以小青龙汤加焦术三钱，附子一钱五分，水煎服，四剂而愈。

【按】吐泻之后，脾阳杀减，则其运输之职行将惫矣。今者水停于内，寒客于外、内外合邪，此系寒水泛滥，表里俱急之证，非青龙之化气行水，何以解表寒而行里水乎。加术附以振脾肾之阳，崇土以堤水，攘外安内，丝丝入扣，随施随效，岂偶然哉。

（四）抽风不省人事

辽阳二道街，中国银行院内杂工牛姓，患病抽搐，每日发作四五次。原因胞兄由山东来辽，言及家务琐事，该弟忧郁二十余日。午饭后睡卧于空房板炕一时许，夜间猝发抽搐、不省人事。抽一小时必止，间隔二三小时又发作。天明延医调治，皆言气火所致，投以羚犀芩连硝黄等药以及琥珀丸、镇惊丹、牛黄丸、卫生宝之类均无效。至八九日服牛黄安宫丸二次，抽虽止，仍不省人事，且目直天吊，卧而不动食水不入，毫无呻吟，由行抬至税课司南胡同路西正丰德店。四五日病象欲死、有伊友人系西咸春堂司厨于广信，请余诊治。脉见微紧，手足微温，唇舌色淡，面如刀刮，指甲青白，以小青龙汤为散服之，每服二钱。二副，目不转动，四副，手足微动；六副，心明饮水，尚不能言；八副，进饮食，周身能自转侧；十副，始见微汗，能言如常；二十副，全愈。

【按】职司杂役，其动作劳苦，未免素伤阳气。背井离乡，心悬异地，复以烦恼之家务，远道听来，是诚百忧感其心，万事劳其形者欲此其羁病之机，于以伏焉。适食后眠于冷榻凉房，以致火郁于内，寒进于外，内热菀结，外寒收引，宜其抽搐迅发也。医用苦寒清凉，是第攻克内郁。而未攘及外邪，故卒无效。幸得先生投以小青龙解表寒散内郁之剂，宜其应手奏效也。虽然方中姜桂之辛热独不虑其助内热乎? 讵知《内经》有云：微者逆之，甚者从之，逆者正治，从者反治，亦切火郁发之之旨也。矧其表邪束闭在外，舍此发越之剂而别无良图。故卒得微汗，即令能言如常也，是虽一时之权变，可作千古之定例。

（五）攀眼

辽阳东北营城子，王致和内人，伏天忽患目疾。原因晚间怒气饮茶，茶后即眠。翌早，左目发赤，紧痒肿胀，延医不效。六七日，经医将眼内瘀肉割刺，亦未减轻，眼复肿大如桃，瘀肉遮目不能视物，十二日未愈。无奈进城，至专门眼科，诊治两处，针药罔效，病势复重，目肿益甚，而头痛不已，遂至西咸春堂，经余诊治。脉见微弦，身热恶寒，视其目内，瘀肉漫睛，其色暗赤，肿如水疱，检视前方，均是苦寒之药。余以小青龙汤服之，外用炭火烤头左侧，汗出，头痛既止，目肿亦见消。服至五剂，肿痛全愈。惟瘀肉未退，改用五苓散水煎服之，一剂退大半，两剂全消。尚有红线蹯绕白睛，是乃寒水化热，风邪未清，以羌活汤加减：防风、羌活、柴胡各二钱，薄荷一钱，黄芩、黑山栀各钱半，当归二钱，川芎一钱，枳壳、青皮各二钱，甘草一钱，水煎服，七剂全愈，后未再犯。

【按】动气饮茶，是气瘀水停矣，而火因气生，上攻于目，故发"攀眼"。惟审其身热恶寒，知其尚有表邪也；其色暗赤如水，亦即俗所谓"水攀眼"也。内服小青龙，行里水，驱表寒，兼以发散气瘀之火；外用火烤法，彻其络道之瘀，故汗出而目肿消，头痛止矣。惟瘀肉不退。是水气仍郁而未开也。又用五苓散，利水化瘀，故不难消退，亦以攀眼起于睛明，乃太阳经脉之所自起，五苓入太阳之府而搜根治之。但红线蹯睛，寒已化热，风邪未清，故又用疏风清热之剂，始得全愈。剥茧抽丝，措施裕如，所谓对症下药，效如反掌，一时名冠裹平，曷足怪哉。

（六）气短

鹅房，袁荣斋，患病二日，脉见弦紧，身热恶寒，头痛身痛，喘而胸紧，气短如死。以小青龙汤，一剂而愈。

【按】弦则主饮，紧则为寒。惟以身热恶寒头身俱痛，知其饮系内蓄之饮，寒乃外袭之寒，水气上干气道，寒邪内乘华盖，喘而胸紧短气，不为无因。小青龙行里水，解表寒，寒饮两蠲，故诸症悉愈矣。

（七）羊痫疯

其一

城西郎君屯，李德令内人，患病三月余，屡治无效。每天抽一次，或隔日一次。余以小青龙汤为散，每服三钱，服三十余副，全愈。

其二

城西马圈子，胡姓女，患病五年，约二十日抽一次。以小青龙汤为散，每服三钱，缓缓服之，至二十余副全愈。

其三

北门外，王姓女，九罗，卒得抽搐，日四五次，手足俱温，微潮，经五六日，医治无效。余以小青龙汤为散，减半服之，三剂全愈，永未再发。

【胡万魁先生按】余用小青龙汤为散，以治痫症，成人服二三钱，小儿服一钱或五分，或一分二分，白开水送下，日二服。常以此法全愈者，不下五六十人。惟抽时手足温者可愈，若手足凉如石者或不效。经云：热深厥亦深，已化热者，不可用此方治疗。

【按】羊痫疯症，向未闻有此等治法，盖方内辛窜之剂，透达其壅郁，酸苦之剂，通泄其暴发之亢急，为"散"以散之。此等治法，笑可开庸者之蒙蔽，尤足训后学于无穷。

（八）乳寒

城东大石门岭，尤姓妇，二十二岁，患病一年之久。两乳虚肿，内核硬大，忽肿忽消，忽软忽硬。消时乳核微软，肿时乳核必硬，两乳沉坠，短气无力，清晨必消，百治无效。至余诊之，脉见弦紧，弦乃肝郁，紧则为寒，此伤气受寒之为病也。以小青龙汤为散，每服二钱，开白水送下，六十副全愈。

（九）喘吼不卧

胡姓姑娘，卒得喘吼不得卧症，脉见弦迟身无寒热，饮食不入，日夜不寐，余无它症。以小青龙汤，二剂全愈。

（十）吐唾沫

翟姓女，三月余，由晨至晚，时常吐唾，饮食无味，四肢沉乏，脉见细缓。以小青龙汤十剂而愈。

（十一）短气胸右紧痛

城北小纸房，郑凌阁，在北边与知事虚斋颜公，办交代时，患短气胸右紧痛，四五月未愈。脉见沉细。余以小青龙汤，服五大剂而愈。

（十二）咳嗽咽紧，胸紧短气

张姓患病，因先嗽，服药后，咽胸发紧而短气，余诊脉见沉紧。此属寒水为祟，以小青龙汤服之，三剂全愈。

【按】评脉品证，确系风寒内逼、水气不行，一用小青龙之辛散，当即愈也。故先生以治吐清水之因水气者，乳寒之因寒气者，喘吼不卧之因水滞者，吐唾沫之因脾虚不能制水者，以及短气胸右紧痛与咳嗽咽紧胸紧短气之因肺停寒水者，无不奏效，实赖此方长于散寒行水之功也。

五、大青龙汤方证

头痛烦燥谵语

南街吴姓，清晨上市，既回家，卒得恶寒壮热、头痛无汗、身痛肢烦，医言秋瘟。二日心中烦燥，三日时有神昏谵语。余诊左脉浮缓趺阳脉大，以大青龙汤一剂汗出而愈。

【按】风寒郁表，故恶寒壮热，头身痛而肢烦热，邪传里故心中烦燥，时昏迷而谵语。诊于左脉浮缓，趺阳脉大，尤属脉症相符。先生疗以大青龙汤者，因寒郁其气，恃杏仁降气，热伤其气，借石膏生津，然恐内烦虽除而外寒不解，又以麻桂散表，甘草和中，更以姜枣调和荣卫，俾表里两解，病去如失，一汗之功，证立霍然。

六、五苓散加减方证

（一）渴而腹胀，小便不利

广顺天，高执事之大少二少，原因兄弟二人，清明至城南上坟，回家夜半，兄先发病，恶寒身热、头晕肢烦无汗。医言春温，其弟于次日晚间，亦罹病恶寒发热，头晕肢烦无汗，医亦言春温。兄弟同病，均服银翘散无效。病至三日见渴，医言胃热，用羚羊犀角石膏等药仍不效。至四日大渴、五日腹胀，小便不利，至六日，渴不敢饮，饮一口水则腹胀如鼓，短气不卧。延至七日，兄已先亡，停床一时许，尿出如沈，床地润湿。弟病至六日，症状与兄等。伊内弟，力主请余诊治。持其脉，虚大无神；问其病，微有寒热、渴不敢饮、饮下腹胀、短气不卧、腹大如鼓、小水不利。余以五苓散服之、一剂小水微利、二剂小水如常，渴止腹消，三剂全愈。

（二）目疾，左帽右蒙

翰林府胡同，边子香令戚，系城西杨家林子，宋来和之子。九岁，患眼疾，二月有余，左眼帽子，右眼云矇。原因在目小眼角，起水攀眼、看眼送祟，服清心丸、安宫丸，并敷凉鸡子、猪胆汁，医用犀角苓莲等药治之，不但无效，而且加重，至目不能视矣。余视左目帽子，豆大高圆，色如白玉，左小眼角，瘀肉含水，为淡赤色；右目云蒙，灰暗遮满。问知，因生气饮水，睡后受风引起。余用五苓散加苍术、根朴、陈皮、炙草，共为细面，每服一钱，开水送下。服药三日，帽子云蒙，十可去七，行走看物，均能分明。继服药三日，右目云矇，退净如常，左目帽子，十去其八。又服药三日，完全复明。

（三）吐水

鹅房，袁振纲之女，十余岁，患病三月余，饭后行动，即吐水频频，不酸不苦，静而不吐，吐净时，即感口渴，余以五苓散，服五剂全愈。

（四）水攀眼

其一

宋姓女，左目起水攀眼，淡黄白色，厚一分许，痒紧而肿，两月未愈，胬肉遮睛、不能视物，余用五苓散，十剂全愈。

其二

刘姓，患病三日，两目起水攀眼、色如鱼肠，外肿内痒，余以五苓散服之，三剂全愈。

（五）短气

黄姓，五十余，素体胖，时常气不续息，数年间，久服补药，无效。余以五苓散，缓缓服之，二十剂全愈。

（六）酒寒

刑房，娄巨川，每年必犯酒寒。病发则满肤胀痛七八日，二便不利，坐卧不安，颠倒难寐，药入即吐，渴欲饮水，水入亦吐，数更医无效，濒危殆矣。邀余诊治，余拟五苓散，煎服四剂而愈。

【按】五苓散为行水之总剂，主治因蓄水而变生诸症者。先生用疗因怒气饮水、睡而受风所发之蒙帽目疾，以及治肺停水而短气，胃酒寒而吐水，与夫渴而腹胀、小水不利、频频吐水、吐净口渴、水攀眼症等莫不霍然。非但方中桂枝色赤入心以化胸前之水结，且四苓入肺胃，使中上之水，得通于下则小便利，散于上则口渴除，三焦通、胃气和则诸症爽愈矣。

七、桃仁承气汤加减方证

经血九年不止

大林子陈姓妇，北门外王家园子之女。患病九年，经动不止，忽多忽少、紫黑有块，少腹闷而时痛，经动则痛减，腰腿亦酸痛，每年经血不见者，不逾数旬而已。余者每日延绵不绝，少者点滴，多者涌流，百医无效，就余求治。余诊其脉沉细有力，问其病形，头不晕、身不颤、惟小便欠、大便溏、色黑黏、日下二三次。经血旺时，便尤频，便前腹痛而兼后重。余拟桃仁承气汤、加生白芍五钱、黄芩三钱煎服，二十剂而痊。

【按】揆此经血多年不止之症，在病者与医家，必皆谨慎，多喜补而惧用泻，故至百医无效，几乎愎事。惟先生见其经动时色黑有块，经动痛减，大便稀溏，然屎色黑黏又兼其脉沉细有力，遂用破瘀荡热法，是断其症因确属瘀热也。矧其头不晕、身不颤，尤证其系实而非虚，故以桃仁承气加白芍、黄芩以攻瘀清热，内无瘀热之扰，则经自调而病自痊矣。

八、小柴胡汤加减方证

【胡万魁按】余业医四十余年，诊治所及，惟小柴胡方证独多，每诊脉见弦形，病涉少阳一症者，即以小柴胡汤加减治之，无一不效。若有传变转里之症，可以变病治之。今将小柴胡汤加减症治数案，罗列于后。

（一）食、水、药入即吐病

奉天钟楼南春和堂，崔仁章先生，暑热得病，寒热往来、肢节烦痛、头痛而渴、微汗不利，饮食服药，入胃即吐，症经八九日未愈。柜政李君邀余诊治，切其左脉虚弦、右脉虚大。病在少阳挟胃热而吐，余拟小柴胡汤加生石膏三钱，竹叶三钱，水煎服，一剂知，二剂已。

（二）产后病狂

辽阳，城东望宝台，庚晋阶儿妇，产后三日，卒得狂病，哭笑詈骂，日夜不寐。既至九日，来城至西咸春堂问方，症如上述。余拟小柴胡汤，去人参、半夏、大枣，加生芪一两、当归三钱、蒌仁四钱，煎服一剂，汗出而睡，既醒则神识明了，不哭不闹矣。问其前病，茫不自知，两剂痊愈。

（三）狂病惊骇

西咸春堂柜伙，陈唯善，家住南林子，内人卒得狂病，昼夜呼号，怕人杀害。跑至东街亲属滕宅，踡伏床榻，不敢回家，病经二日，请余往诊。余诊其脉弦而有力，神情恇懹，日夜不寐。余用小柴胡汤去人参、半夏、大枣，加瓜蒌五钱，重用柴胡一两，煎服一剂，微汗后，神识清省，安卧得眠。醒时微觉头眩而呕，又以原方去大枣，煎服一剂而痊。

【按】初得狂病，以和解汗出而得痊，诚良策也。如用苦寒峻下，辛咸涌吐，施之过急则里气必虚，引邪深入，日久不愈，转为坏症，往往狂愈变为呆痴。古语为之诫曰："病伤尤可疗、药伤最难医"，业斯道者，宜三复斯言。

（四）黄疸

王姓，面目身甲发黄五日，余诊脉，尺寸俱弦，寒热往来，肢节烦痛，头痛无汗，心烦而呕。余以小柴胡汤加桂枝三钱，川羌三钱，煎服一剂，汗出黄退，十可去七，二剂全愈。

（五）心烦不眠

其一

永顺成染房，曾省三之母，患病四日，寒热往来，心中烦不得眠，医言温病，服药无效，就余求诊。余诊其脉弦细而急，以小柴胡汤去人参、半夏、大枣，加蒌仁三钱，重用柴胡一两，煎服两剂立愈。

其二

庞姓妇，六十四岁，患病半年余，身微有寒热，坐卧不安，心烦不得眠。余以小柴胡汤去人参、半夏、大枣，加瓜蒌仁四钱、酒归二钱、生芍二钱，重用柴胡一两，煎服七剂全愈。

其三

北门外，赵姓妇，七十一岁，患病月余，心烦不眠，日没后，则倚人左右，不敢独居，入夜息灯，悸怯尤重，头晕无汗，身有寒热。余以小柴胡汤去人参、半夏、大枣，加瓜蒌仁四钱、生芍三钱、香附二钱，重用柴胡一两，煎服五剂而愈。

其四

城南潘家墟，沈姓妇，身有寒热，心烦不眠，坐卧不安，烦重气闭，不省人事，热发病重，热退病去，经动病加，经止病减，时轻时重，奄忽三载。余用小柴胡汤去人参、半夏、大枣，加蒌仁四钱、元胡三钱、丹皮三钱，重用柴胡一两，煎服三十剂痊愈。

其五

东街华俊锡，患酒寒病，月余始痊，又卒然心烦，起卧不安，号叫不止，日夜不眠。余以小柴胡汤去人参、半夏、大枣，加蒌仁五钱，重用柴胡一两，煎服三剂而愈。

【附记】余以此法，治心烦不眠，微有寒热之病，计有百余人，无一不效。

（六）心烦呕吐

其一

东山谢姓，来城问病。暑热时，一家病五人，有病至十日与半月及二十日者，证象雷同——寒热往来，头眩有汗，心烦呕吐。余以小柴胡汤加生石膏三钱、竹叶三钱，水煎分服，共十剂，病者均痊愈。

其二

双树子，于姓妇，患伤寒八九日，医已汗下，微有寒热，头眩心烦，渴而呕吐。余以小柴胡加石膏三钱、竹叶三钱，煎服三剂全愈。

（七）产后风

余常治产后三四日忽发寒战身热，嗣后寒热往来、肢节烦痛、头疼、汗出恶风、心烦而呕者，每以小柴胡加生芪一两、当归三钱、酒芍三钱、桂枝三钱水煎服，无一不愈。亦有无汗者，以小柴胡汤加生芪一两、当归三钱、川羌三钱、川芎二钱；口渴者加花粉三钱，屡治屡效。

（八）头痛耳聋，脑紧雷鸣

鹅房，袁振纪之内人，因怒气闷，郁悒不舒，睡复受风，遂发寒热往来，头痛耳聋，后脑响如雷鸣，紧迫难受，坐卧不安，日夜失眠。余以小柴胡加桂枝三钱、香附三钱、川芎二钱、防风三钱、川羌三钱，煎服四剂，汗出全愈。

（九）饮水无汗

东三里庄，洪姓女，十九岁。夏日在北窗下，当风卧睡一时许，醒后觉周身不爽，似病非病，日渐虚软，饮食减少。延医调治，均谓虚病，迁延日久，遂致卧床不起。食少，但渴饮，身有寒热而无汗，病经年余，伊母至西咸春堂，向余问方。余疏小柴胡汤去半夏，加花粉五钱、川羌三钱，重用柴胡一两，煎服二剂，即汗出渴止思食，四剂全愈。

（十）胸干如柴

北门外，石姓妇，患胸干如柴，身乏无汗，微有寒热，症因五志不调，七情气逆，郁闷日久，伤气受风而得，非火郁也。余用小柴胡汤加桂枝三钱，水煎服十剂，每日取微汗而愈。

（十一）偏右少腹痛

其一

韩姓妇，患少腹偏右侧痛，医以腹痛治之，无效，经二十余日，邀余诊治。脉弦细而急，寒热往来，右少腹前后窜痛，头眩肢烦。以小柴胡汤去大枣，加生牡蛎三钱、陈皮二钱、枳壳二钱，煎服汗出，四剂全愈。

其二

西海兴、巴悛生，患病三年。自言右少腹前后窜痛，身有寒热，头疼肢重，医以腹痛治之，服药无效，每年必犯数次。如因劳乏受凉、腹痛必发。余用小柴胡汤去大枣，加生牡蛎三钱、枳壳二钱、青皮三钱、陈皮二钱，煎服，汗出痛止，十剂全愈。

（十二）偏左少腹痛

业姓男，患左侧少腹痛，上牵胁下，寒热往来。余用小柴胡汤去大枣，加生牡蛎三钱、元胡三钱、川楝子三钱，煎服二剂而愈。

（十三）胸胁干瘦如柴及左上下肢麻木不仁

省城东南，古城子，乔姓妇，患病六年，胸胁及腹干瘦如柴，甚则左上下肢麻木不仁。彼时余在省春和堂应诊，切其脉弦细而缓，寒热往来心烦喜呕，头微痛，经常左胁干，左半侧胳膊腿麻木不仁。余以小柴胡汤去大枣，加当归三钱、生芍三钱、生地三钱、川芎三钱、生牡蛎三钱、蒌仁三钱，水煎服十剂，全愈。

（十四）片病（脾疳、滑积病、饼子病）

东街，袁姓姑娘十二岁，病二月余，寒热往来，左胁下硬如饼形，长约五寸，宽三寸许，扪之有边有棱，长至少腹，宽至脐傍，时有疼痛，肢烦无汗，大便如常。余以小柴胡汤去大枣，加生牡蛎三钱、枳壳三钱、青皮三钱，煎服十剂，每次取微汗而痊。

（十五）狂疟

三道街胡姓，患疟，午时必发，先寒后热，哭叫骂人，出门奔跑，跑回卧室，渴而狂饮，饮后登榻即卧，汗出如雨，近酉时乃愈。隔日一作，脉见弦长。余拟小柴胡汤去半夏、大枣，加花粉四钱、蒌仁五钱，重用柴胡一两，煎服，一剂病减，服三剂痊愈。

（十六）腰胁痛

东八里庄，刘姓妇，二十四岁，患腰及胁下痛。症经一年余，坐卧艰难，脉弦急，微有寒热。先以小柴胡去枣，加牡蛎三钱，服四剂，胁痛止；又以大柴胡汤加苍术二钱、黄柏一钱，四副，腰痛亦霍愈。

【按】小柴胡汤治一切往来寒热，胸满胁痛，心烦喜呕，口苦耳聋，凡属少阳经半表半里之证，但见一端，不必悉具，即可以此方加减论治，莫不霍然。先生熟读伤寒，深知此理，故以之疗饮水即吐，产后病狂，头痛耳聋，胸胁干瘦，心烦不眠，黄疸狂疟，腹痛片病等症。兼有一端少阳脉症者，用之无不立愈，足征熟能生巧，灵活运用，自然左宜右有，无往不利矣。

九、大柴胡汤加减方证

（一）疟疾抽搐

刘姓妇，患疟疾，先寒后热，心下郁烦，硬而拒按，烦极必抽，抽止又烦，午后发病，夜半始愈，间日一作，抽时脉沉，抽止脉大。余用大柴胡汤去大枣，加花粉四钱、草果二钱、根朴①二钱、焦榔三钱，重用柴胡一两，三剂全愈。

（二）片病

其一

城南闵家兰子，顾德伦之子九岁，左胁下坟起而硬，长大如盘，扪之有边棱，寒热往来身有潮汗，下利红黏，腹痛后重，枯瘦萎惫，症经三年，百治无效。亲邻认为逆症，无药可医。伊母携就余诊，脉弦大而急。用大柴胡去枣，加牡蛎三钱、青皮三钱、明粉三钱，水煎服二剂，后重已，腹痛除，即减半服之；进二十剂，

---

① 根朴：厚朴的根皮。

硬块全消，诸症悉愈。

其二

城南判甲炉，马常有之弟，二十一岁，患病一年余，左胁下高大而硬，下抵小腹，右至腿窝，长有一尺，宽有八寸，扪之有边棱，寒热往来，干热无汗，但大便如常。延余诊治，脉弦急，症如上诉。余首用小柴胡汤去大枣，加生牡蛎三钱、枳壳三钱、青皮三钱，煎服四剂，汗未出。改用大柴胡汤去枣，加生牡蛎三钱、瓜蒌三钱、青皮三钱，服四剂，大便微溏。又服小柴胡汤，加减如首方，四剂始得微汗。复用大柴胡汤，加减如前方，前后二方轮服至四十剂，通体见汗，惟患处无汗，病稍瘥。继轮服二十剂，便溏，日三四行，心烦喜呕，仍以大柴胡汤去大枣，加生牡蛎三钱、元明粉三钱，煎服二剂，泻下五六次，红黏如胶，夜间忽然大汗如雨，汗后脉静身凉，腹块全消。又以前方减半与之，服四剂诸症悉愈。后两月，体态丰腴，逾于平时矣。

【按】俗云之"片病""大饼子病""脾疳病""滑积病"等，西医谓之"肝肿大""脾肿大"等。考古圣并无此名。余每遇此病，谨遵仲景少阳经胁下硬症之法以疗是病。然此病近年颇多，均有寒热往来，左胁下硬，实由蠡沟（足厥阴之别）络三焦客邪不解，化热郁结，硬而有边有棱。有在少阳之表，有在少阳之里。大率寒热往来，左胁下硬，有边有棱，大便如常，身热无汗，邪结少阳之表者，宜小柴胡汤加减治之。如见微汗，继服数十剂，大汗出透，脉静身凉，病化而愈。如寒热往来，左胁下硬，有边有棱，大便微溏，身热有汗，邪结少阳之里者，宜大柴胡汤加减治之，待下如黏胶，汗出身凉，病化全愈。设邪结少阳之表，按法以小柴胡汤加减治之，然服三四剂汗不出而邪热入内，宜先服大柴汤以清其内热，服三四剂待大便微溏，再以小柴胡汤加减以解其外邪，则汗出即愈。此即所谓里气不通而表气不达也。如仍不得汗，则再服大柴胡汤，继之以小柴胡汤，如此二方轮换服用，必内热清、表邪解、汗泻身凉，病化而愈。要之，临症必明审表里，察其有汗无汗、便干便溏，以法治之，无不愈者。

（三）泄泻

利顺德，王中舟内人，患泄泻病。症经五年，每五更泻一二次，日间泻四五次，脉弦急，微有寒热，饱闷饥烦，嘈心重食，吞酸气短，胃腹痛则作泻，四肢无力。余用大柴胡汤加元明粉三钱，水煎服六剂，日间泻止，惟清晨泻一次。改服蒌贝汤：川贝母三钱、知母二钱、瓜蒌五钱、花粉二钱、杏仁三钱、桑皮三钱、杷叶三钱、滑石二钱、竹叶二钱、通草二钱、橘红二钱，水煎服十五剂，全愈。

（四）偏头痛

其一

辽南三里庄洪某，患右侧偏头痛，症经十余年，稍受凉劳乏或生气上火则必发，跳痛十数日而愈，间隔十数日再痛。余用大柴胡汤去大枣，加焦榔三钱、神曲三钱、陈皮三钱、明粉二钱，煎服十剂全愈，永未再犯。

其二

卢姓妇，四十余岁，患左侧偏头痛，跳痛四五止而复痛，时疼时止，十天半月必犯一次，心身违和则痛，精神愉快则止，十余年未愈。余调以大柴胡汤去大枣，加当归二钱、川芎二钱、明粉二钱，水煎服七剂而痊，永未再犯。

（五）挟食头痛

其一

辽西郎君屯，祁兴周先生，偶感风寒，头身痛无汗，发热恶寒，一日未进食，晚间东邻送伊水饺一碗，伊食后即睡矣。翌日请余往诊，脉浮紧，以麻黄汤发之，表症已解，惟头疼不止。询知其食后睡卧之故，乃挟食伤寒也。以大柴胡汤去大枣，加川朴三钱、三仙九钱、焦榔三钱，一剂而愈。

其二

东街同兴店，李某，患外感，身热恶寒，头疼身痛，翌日食饼，食后卧睡。医用发汗药两剂，寒热已解，惟头痛不止，痛时头必振摇，继服药无效，针刺不减，经二十余日，请余往诊，右脉长大，乃伤寒宿食之症。余拟大柴胡汤去枣，加焦三仙九钱、川朴三钱、明粉二钱，水煎服，一剂知，二剂愈。

其三

辽南向阳寺，叶姓系吴兴南先生令戚，原患外感，经吴先生治愈，但头痛不止，每日时疼时止，经五十余日未愈，吴先生多方无效，继用针刺亦无效，叶姓家人进城至西咸春堂，问方与余，诉及患病三日后食糖饼五张，饭后睡卧而得，余立方以大柴胡汤如前法加减，两剂全愈。

（六）偏头痛

刘二堡东地，刘姓，四十五岁，因生闷气，晚间看影，子夜归家，翌晨觉头右侧痛，日渐重，五月有余，言语、行动、振荡见风均痛甚，心顺痛则轻，郁闷痛则重，饮食少思，日夜不眠，缠头裹脑，不敢外出，畏风心烦，屡医不效，倦卧床塌，气息奄奄，家人与备后事矣。伊戚请余往诊，脉沉弦而滞，系肝郁气逆，少阳之气，闭结不通。余用大柴胡汤去枣，加川芎三钱、芥子三钱、李仁二钱，重用白芍一两，煎服二剂痛稍轻，四剂痛大减，六剂全愈。

（七）二目流泪

沙河香铺执事，许华廷之次子，许羽阶，在城内师范肄业，患二目流泪，然在行走坐卧时不流，惟写字看书、用目力时流泪不止，眼花头眩，余诊脉沉弦而滞。此乃肝郁热甚，以大柴胡汤，加当归三钱、胆草三钱，水煎服四剂，全愈。

（八）乳汁不止

西关曹家园子，刘姓姑娘，家住在城西，生一女孩，七八个月时病殇，半月后乳汁应少，而反见多，乳房胀大牵及腋下胳膊攻冲作痛，时时以指压排出乳汁，胀痛微减，但乳汁壅胀，不得卧眠，经四月有余，医药罔效，无奈进城至娘家，请余调治，脉弦长食后则饥，至日夜餐次无时，频频渴饮，大便日三四行。此系肝郁火盛、胃热消谷所致也。用大柴胡汤，去半夏、大枣，加花粉三钱、防风三钱、元明粉三钱、生麦芽一两，水煎服八剂而愈。

（九）心烦探吐

刘二堡西柳亳子，刘广居，患病每日晚九十句钟①，心烦不安、泛酸而呕，发时必须用指探喉吐，出多量酸水，吐净始安，但饮食如常，症经六月余，百药不效，至余求诊，脉见弦急。以大柴胡汤去枣，加焦三仙九钱、焦榔三钱、二丑三钱，水煎十剂而愈。

（十）能食善饥

赵家胡同，李姓妇，每饭六七碗，日食三餐，食后则饥，故每日尚须补食点心若干，否则短气无力。余用大柴胡汤，去大枣，加焦三仙九钱、防风三钱、元明粉三钱，煎服七剂全愈。

（十一）吞酸

吴姓，饭后一小时，泛酸，欲吐不吐，年余医药无效。以大柴胡汤加吴萸一钱五分、茯苓一钱五分，十剂而痊。

---

① 九十句钟：即九十点钟。

（十二）睡病

王伙夫，三十岁，患好眠病，立、坐皆能睡，做饭洗碗亦睡，行走时似睡不睡，睡则汗微出，一年之久，就余诊，脉弦细。以大柴胡汤去半夏，加黄连二钱、阿胶二钱，十剂清愈。

【按】大柴胡汤，本治伤寒发热七八日，脉浮数，及太阳病经十余日，反二三下之后，四五日柴胡证仍在，先与小柴胡汤，呕不止，心下急，郁郁微烦者，为未解，可皆以此治半表之实，而缓下之也，岂同承气之峻，能泻坚满乎，知其善疗郁烦热结或寒热往来，脉弦实者，明矣。先生以之治抽疟、片病、偏头痛、泄泻病、挟食头痛、流泪、心烦、吞酸、善饥、乳汁不止、睡病等症。有兼寒热胁硬、胃热消谷、脉弦急或弦细，一切阳邪入里、表症未除、里症又急者，用此解表攻里之剂，随症加减，莫不奏效，触类旁通治验之能，胥赖心灵手敏，食古化古，不为症所难也。

十、当归四逆汤加减方证

（一）房事精不泄

城东北邵红崖子，邵勤之长子，在辽住义源生。伊岳父朴梦九作古，携妻同往助丧，席间食凉粳米饭一碗，事异回家，房事如常，但时久意欲泄精，而小便缩小精不得泄，如此经二十余日，心郁悒不得畅。来城向余言此病情。余思医籍群书均无论及此症者。既能房事其心肾无病明矣，惟精不泄，其病当在肝。经云："前阴通于肝，肝系阴器"。详思此病，必因淫欲心重，君火动，相火行，夜夜阳强，久旷不得入房，火动情急，食凉而寒客于肝。又云："寒主收藏"故精不泄。当治其本，用当归四逆汤加吴萸三钱，生姜二片，煎服二剂立疏。

（二）五年精不泄

西街天增泳，赵景轩之表弟石明赓，从二十二岁成家，至二十六岁房事虽行，从未泄精，周身皮里丛生无数疙瘩，大如指肚许，拈之中如苞米，皮色不变，无痛痒，推揉尚活动。亦因淫欲心动食凉激肝之故。依前方原样服三剂而精得泄，十二剂全愈未见再犯。余业医四十二年，临该病仅此二人而已。

（三）小便尿血

潘家炉村，祁仲三内人，赴城勾当，因事生气，归家半途中，渴饮井水，次晨小便尿血而频，痛不止。七日复来城求余诊治，亦用前方原样服四剂而愈。

（四）小便频、痛

高姓妇，因气食梨，小水不利，尿频而少，便时作痛。亦以前法服二剂全愈。

（五）脐腹痛

东记店张掌柜，患脐腹痛，绵绵不止，得按则轻。症因生气食凉而起，亦用前方原样服二剂而愈。

【按】此乃助阳生阴、补虚去寒，泛应曲当询可取也。先生疗房事精不泄、小便尿血、尿频痛、少腹痛等，俱用当归四逆汤加吴萸、生姜，是真食古而化，得心应手者。

（六）茄子疾

四大庙石粉房三子妇，前阴患茄子疾，症经三月余，形如紫茄，根细下垂。余拟当归四逆汤加吴萸三钱，木贼三钱，生姜三片，煎服七剂，茄疾自落而愈。

【按】茄疾即阴挺症也，此症发生多原寒瘀湿滞，血淤阴虚。先生深明其意，治以当归四逆加吴萸、生姜，佐以木贼通阳益阴庽以磨积消坚，使正复邪微，病自如失，诚对症之妙剂。

（七）雀蒙眼

五道街，王姓，白昼二目如常，日入则目不能视，仅通路而已。经二十余日，与当归四逆加吴萸二钱，川芎二钱，防风三钱，生姜三片，煎服五剂而愈。

【按】雀目内障，原为气虚血少，肝风浮火上冲于目所致。当归四逆芎防等味苦甘化阴，辛甘化阳，风火自熄。宋人以目为火户，好用苦寒致损心肾与此大相径庭。

十一、四逆散加减方证

（一）心烦致抽

许姓妇，患心烦而抽，不省人事，四肢厥逆。以四逆散加蒌仁三钱，黄芩三钱，生姜三片，煎服，二剂全愈。

（二）心紧至抽

单姓妇，因着急难事，进退维谷，当晚卒发抽搐，日必数次。每觉心内发紧立即抽搐，四肢厥逆，不省人事，经一时许，抽止苏醒。用四逆散加蒌仁五钱，黄芩三钱，生姜三片，四剂愈。

（三）打呃致抽

史姓妇，隐曲难伸，闷闷睡去。醒后呃逆不已，呃急而抽，四肢厥逆，经十余日屡医不愈。就余求治，与四逆散加蒌仁五钱，黄芩三钱，生姜三片，四剂即痊。

（四）叫号致抽

石姓，患抽搐十余年，每月必犯一二次，先叫后抽，口吐血沫，四肢厥逆。以四逆散加蒌仁五钱，黄芩三钱，桂枝三钱，豆豉三钱，生姜三片，煎服，每十日服二剂，半年而愈。

【自注】 余以四逆散加蒌仁、黄芩等药，治日久卒然抽搐，四肢厥逆，不省人事之症，屡著奇效。

【按】 经云：少阳主枢，胡公即以"枢"字为主，用此法治疗种种抽病，莫不收效。诚以四逆加芩、蒌等味，确能平肝下气，开郁解结也。况肝主筋，又主疏泄；气火不凝，木自条达，则抽搐自已矣。是方具枢转之力，使阴生阳降，表里协调，则四体泰然矣。

十二、理中汤加减方证

（一）阳虚头痛

其一

奉垣钟楼南，春和堂执事金宝臣，偶患头痛。日间服汤，丸药罔效，至晚痛逾重，心烦不安。余诊其脉，沉迟无力，头凉如冰，沉痛不止，心烦呕吐。原因心中郁闷，过食凉黎，致伤胃气，胃阳不足之故。余拟理中汤加藿香三钱，半夏三钱，白芷二钱，川乌一钱五分，草乌一钱五分，服后得睡，一剂立愈。

其二

董媪，六十七岁，伏天因生气上火，饮冰水二碗，头痛沉凉，心烦呕吐，闭目不语，睁目微动则痛重，脉象迟大。与理中汤加半夏三钱，陈皮二钱，藿香三钱，煎二剂痊。

（二）饮水不食

东咸春堂柜伙，王宝臣。伏天每日食冰，忽然头重身颤，心热思凉，大渴饮水，不能食，卧床不动，稍转侧则心烦。经某医诊治，言系暑热，方内用石膏三至五钱，心热逾甚，饮不解渴，心欲食冰，七日不思食。请余诊治，脉大无力，知冰伤阳气，气虚作渴，虚中生热，阳虚头重，卫阳不足则身颤无力，阴盛伤脾，脾阳虚而不运，故不思食。用理中汤加生芪五钱，附子二钱，倍用参、术、干姜，五剂全愈。

（三）大便泄血

东街回民，杨某，四十五岁，纯泄血水，无粪，色紫红，脉迟无力，腹痛肢凉。症因气恼食凉而起，以理中汤重用人参一两、白术五钱，加姜虫三钱，芥炭二钱，附子钱半，乌梅二钱，二剂愈。

（四）腹痛吐唾

奉东南英守屯，曹某，十七岁。腹痛经常吐唾沫，八月之久，病发时，闻苏油则轻，食之则痛，唾立止。医云虫痛，服药罔效。无已，病发即喝苏油以抑之，油力一过，痛、唾依然。就余诊，脉缓兼弦，确属太阴寒重之为病也。治以理中汤，二剂愈。

（五）妊娠吐食

王姓妇，妊娠二月，脉虚大，食入一刻即吐，心烦痞满，头眩身颤，四肢无力，口淡喜唾。是伤气食凉，寒伤胃阳也。以理中汤加姜夏三钱，砂仁二钱，陈皮二钱，根朴二钱，煎服三剂清愈。

（六）头迷呕吐

大纸房村，王财，六十五岁。脉迟细，头迷心烦，重则呕吐，疲惫无力，此胃阳不足之故。拟理中汤加姜夏、藿香各三钱，陈皮、白芷各二钱，六剂全愈。

（七）胸背紧痛

王姓，忧郁数日，食梨而卧，次日觉胸背紧痛，手足无力，不思饮食，二十余日未愈。脉缓微弦，用理中汤加桂枝三钱，三剂愈。

（八）打呃微臭

张姓，患打呃时有臭气，头眩肢重，饮食虽如常，但觉无味，忽轻忽重，经年未愈。脉迟大。余以理中汤加藿香五钱，佩兰三钱，甘松三钱，白芷三钱，服二十剂始痊。

（九）虫心痛

业姓学生，十二岁。心下时痛，每隔八九日痛必重，烦呕吐蛔一二条，吐后痛稍轻，以理中汤加炒川椒一钱半，乌梅肉一钱半，细辛五分，煎服五剂而愈。

（十）呃逆

王姓，因生闷气饮凉茶一杯，次日即呃逆不止。余以理中汤加藿香三钱，砂仁二钱，二剂即愈。

（十一）头晕

米姓学生，十四岁，办事回家，热渴，饮冰水三碗，又赴西站，傍晚归来，身乏饥渴，又喝冷水三碗饭后睡卧，次晨，头晕疲倦，不思饮食。余以理中汤加生芪五钱，附子钱半，三剂而愈。

【按】戊己属土，居金木水火之中央。而在人身，脾为己土，胃为戊土，位于中州。凡系脾胃虚寒，运化失职，因而发病者，治宜温补，以理中气，莫不霍然。

使脾胃实而不虚，寒而得暖，正气复则邪气消，中土健运，以灌溉四旁，亦无天地之气，燥湿适宜，始克发生万物，生理然；病理曷莫不然欤。

十三、大承气汤加减方证

（一）周身刺痛

天福顺柜伙，李梦龄，患全身疼痛；上至头、肩、背、膊，下至腰、腿、足趾，刺痛非常，动则急痛，静则痛缓，致卧床不敢转侧。饮食溲便，需人扶持，症经十余日服用活络丹、冯了性[①]等驱风药，不但无效，而疼痛益甚。请余往诊，脉大而长，身无寒热，大便鞕，小便如常。乃胃家实燥之证，用大承气汤加元参五钱，生地五钱，川贝三钱，杏仁三钱。水煎服三剂，身痛次第减轻，惟大便未行。又加硝、黄各二钱，服后起坐能食，至六剂诸痛尽蠲，七剂大便解，但始终未泻，病遂霍愈。

（二）久泻

罗大台张石匠，患泻八年，每日泻六七次，腹微痛，日三餐，每次六七碗，作息如常。至余求诊，脉长

---

① 冯了性：明代著名医药师冯了性研制出的以其名命名的冯了性风湿跌打药酒。

大有力。余拟大承气汤加焦三仙九钱，焦柿三钱，陈皮三钱。服至六剂泻次逐渐减少，至七剂便干如常，九剂全愈，未再犯。

（三）左腿痛

州署吏房经承、秦香五，十月夜间，因看戏回家，左腿微觉疼痛，次晨痛重，经某医调治，言系风寒闭结，用驱风散寒利湿等药，痛尤重，抱腿而坐，行、卧为艰。请余诊，脉象细而急，以大承气汤加焦三仙九钱，炒苍术三钱，黄柏钱半，川牛膝三钱。服一剂觉转矢气，腿痛减轻；二剂大便先干后溏，痛立止，起卧如常而愈。

（四）右腿痛

北门里王姓，患右腿疼痛，身无寒热，食眠如常，大便燥结，五日不能步履，脉大有力。与大承气汤加焦三仙九钱，制苍术三钱，陈皮二钱，黄柏钱半，白芥三钱，煎服二剂全愈。

（五）大便泻黑水

西门里，云泉当，李旺，患病二十余日。开始泄泻，头痛身热，继则目赤不转睛，口干舌燥，四肢厥逆，肛黑大孔，时流黑水，瞤惕不省人事。佥曰绝证，准备后事矣。请余诊之，脉细欲绝，审此症系"阳盛隔阴，热结旁流"，遂舍脉从证，以大承气汤加元参五钱，生地五钱，知母三钱，花粉三钱，煎服，一剂全愈。又用清燥养荣汤［方见于（六）渴而泄水］善其后，五剂复原。

（六）渴而泄水

其一

天福顺鞠先生令弟，病二十余日，多方复药无效，请余往诊。脉象沉细，昼夜泻水，挟有黏粪，一昼夜约二十行，口舌干燥，唇裂大渴，谵语，忽明忽昧，不食，按之心下硬痛。知系协热下利，遂舍脉从证，以大承气汤加元参五钱，生地五钱，知母三钱，花粉三钱，一剂渴泻立止，神识明瞭。又以清燥养荣汤：知母三钱，花粉三钱，当归三钱，生地三钱，生芍三钱，橘红钱半，生甘草一钱，服七剂，平复如常。

其二

王姓，卒得泻水如汤，渴饮，水入一刻即泻，目赤红，口干舌躁，心烦谵狂，手足不安。以大承气汤加知母三钱，花粉三钱，煎服，泻止渴愈。惟心烦不得眠，又如黄连阿胶汤合猪苓汤，二剂全愈。

（七）小腹急痛

城西沙岭、胡玉亭之子。患小腹疼痛，二十余日，手足凉，大便溏而不爽。医言寒症，用桂附等药，痛益甚，来城请余诊治。脉沉迟，小腹闷急作痛，满硬拒按，痛急则汗出发厥，下利后重。此热结伤阴之症也，投以大承气汤加柴胡三钱，生芍三钱，甘草三钱，煎服一剂，下如黏胶，行五次，至天明，痛利爽愈，复调以生芍三钱，黄芩三钱，花粉三钱，知母三钱，滑石三钱，竹叶三钱，甘草一钱，服三剂，健康如常矣。

（八）腰疼

戴性，患腰痛，七日，服药不效，请余往诊。脉沉细，起卧为艰，大便黏滞不爽，有失气即觉痛轻，身无寒热，饮食如常，以大承气汤加黄柏钱半，知母三钱，焦榔三钱，陈皮三钱，煎服三剂，大便通利，其痛立痊。

【按】大承气汤，乃治气血瘀滞、宿食结热、痞满燥实之大证，为下剂之最重者。若以疗身痛久泻，腿痛泻水，腰痛，小腹急痛等证，似不相符合。先生则对症处方，运用自如，苛疾险症，药到咽几如摧枯拉朽，靡不回春。综观脉症，诚无一不师承仲师之旨也。要之：

如治周身刺痛之脉大而长，症兼便鞭，左腿疼及腰痛之失气则痛轻，便黑水之诊为"热结旁流"。渴、泻、谵语、心下硬痛，诊之为"协热下利"。又如：水泻口渴则兼目赤心烦，小腹急痛则兼大便黏臭。俱系大承气汤之脉证。故审证施方，攻下皆痊，良有以也。

十四、黄连汤加减方证

（一）腹痛呕吐

东山杨姓，五十七岁，患腹痛呕吐。其弟来城问方，言家兄得转食病，一年余，屡治无效。余思虽每日呕吐，而膈症未有腹痛之苦。况在腹痛上冲时，始呕吐酸苦，与食不下咽之呕吐迥然不同，症非噎膈也明矣。遂拟黄连汤加焦曲三钱，砂仁三钱，服十剂全愈。

（二）酒寒痛吐

邱姥，每年犯酒寒症，时当季夏，症发二十余日，服药无效，请余诊视。脉弦细，腹憋痛下坠，食、水、药下咽即吐，二十日不大便，以黄连汤加砂仁二钱，服四剂，大便得下，痛吐立愈。

【按】黄连汤治伤寒胸热，胃有邪气，腹痛呕吐，乃升降阴阳，和解之方。先生本以此治寒热交作之腹痛呕吐，以及下寒上热之酒寒痛吐，诚疗上中二焦冲逆之良剂也。喻嘉言治食不得入之呕吐以此方加减，各之曰进退黄连汤。揆诸先生之运用如出一辙耳。

十五、半夏泻心汤加减方证

（一）打呃

城南八里庄，武纪亭儿妇，病呃忒年余，服和胃平肝，疏郁清热之方无效。问方于余，以半夏泻心汤，加藿香三钱，白芷二钱，撮四剂，服之而愈。

（二）早食暮吐

其一

陶官屯，孟介堂，患病半载，医药无效，就诊于余，脉象左弦右大，早食暮吐，酸水漾溢，心烦胀满，有时不吐则肠鸣作泻。遂拟半夏泻心汤加生芍五钱，服十剂获愈。

其二

北门外，范姓姑娘。病朝食暮吐，饱闷、饥烦、腹微痛，呕吐酸秽，吐后腹隐隐作雷鸣。脉象弦细。用半夏泻心汤加六曲三钱，陈皮二钱，七剂而愈。

（三）胀泻呕吐

城东黄土凸，王赫周。患病一年，心下胀闷，呕吐肠鸣，五更作泻，脉弦细。以半夏泻心加焦三仙九钱，陈皮二钱，焦槟榔二钱，十副全愈。

【按】 半夏泻心汤，仲圣治伤寒下早，胸满不痛，身寒而呕，饮食不下，为胸下虚痞之要药。先生仿此以疗朝食暮吐，心下呃逆皆系否而不泰，阴阳失其升降之机。故量症加味，无不获痊，是惯用经方，以愈重症者。

十六、黄连阿胶汤加减方证

（一）小便流血

李魁九，患脏淋已愈一年许，忽然小便流血半盅，色紫红。小便时则尿清无血，不频不痛，尿后微有白浊。脉细而急。症系阴虚火动，血热妄行，拟以黄连阿胶汤加元参三钱，生地三钱，丹皮三钱，当归三钱，炙草一钱，煎服四剂而愈。

（二）经来过多

郭雅辰内人，每月经动血多，色紫黏热，腰酸痛，脉沉细。以黄连阿胶汤加黄柏一钱，炙草一钱，煎服二剂全愈。

（三）陈姓老妪

六十八岁，夜间睡中汗出，醒时即正，月余服药无效。延余诊治，脉细数，症乃血虚气热，血不足则气无所归，故气泄而汗出，以黄连阿胶汤加桑叶三钱，生龙骨三钱，生牡蛎三钱，乌梅二钱，服三剂，汗止而愈。

（四）上吐下泻

奉天芝兰斋，工徒李姓，卒得恶寒身热，头痛身疼，战慄无汗，午后吐泻交作，面目俱赤，烦躁不安，循衣摸床，不省人事，泻水色黄，奇臭甚。脉细数，乃少阴热症。遂以黄连阿胶汤加鸡子黄服之，次日神识清醒，面目赤红消退过半，仍吐泻，渴欲饮冷，夜间时有谵语。改用猪苓汤加石膏三钱，知母三钱，竹叶三钱，甘草一钱，一剂而痊。

（五）鼻衄

其一

城北何工堡，张海峰，客冬纳妾，自觉肾虚，每日服河车大造丸，至腊月三十日鼻孔流血，日夜不止。医治不但无效，且血流益甚，唇面指甲，皎白如玉，闭目不能起，动则身颤头晕，计血流约盆许，群医束手，无能为计。乡绅吴星醇进士函介，延余诊治。脉细而数、面色惨淡，症系阴虚阳亢、上溢清道而为衄也。拟以黄连阿胶汤加玄参五钱，生地五钱，焠花蕊石三钱，盉沉①二钱，煎服一剂，血止，仅津津沁淡黄色清水少许，服二剂黄水亦止，十剂全愈。

其二

吴姓，鼻中流血，日夜不止，服药三日，医以衄血治之无效。请余往诊，脉沉细因亡血过多，唇面指甲均皖白。亦以黄连阿胶汤加元参五钱，生地五钱，柏叶五钱，艾叶二钱，二剂立瘥。

（六）经漏下利

蛾蝐庄，兴某内人，病经漏不止，每日忽多忽少并下利肠垢，腹痛后重，四肢无力，气短心烦。就余求诊，脉见沉细而急，乃阴虚内热、火结胃肠也。以黄连阿胶汤加炙川军四钱，地榆炭二钱，滑石三钱，甘草一钱，服七剂诸症悉愈。

（七）经断复来

西关下头张姓妇，五十三岁，经断五年，忽经动，时多时少，九个月不止。脉沉细而急，血多成块，紫黑稠黏，腹腰疼痛，症系热侵阴络，血热妄行。以黄连阿

---

① 盔沉：沉香别称，盔甲状的沉香结块。

胶汤加当归、丹皮、生地、川军炭、川芎，煎服七剂全愈。

【按】黄连阿胶汤方，仲师以治水阴之气不能上交君火，君火之气不能下入水阴，致心中烦而不得卧，纯为少阴热化之证。方中用苓、连，清心中之烦热，阿胶补肾阴，鸡子黄佐芩连于泄心火之中补养心血，俾有情之气血，交媾水火，芍药佐阿胶于补阴之中，收敛阴气，使心肾既济，水升火降为滋阴和阳之方剂。胡君依此法而运用，量证加味，灵活变通，故万举万当也。

十七、麻黄附子细辛汤加减方证

两腿胖肿

崔姓，病两腿胖肿，按之有坑，经月余，服药无效，延余诊视，脉沉弦。以麻黄附子细辛汤加焦术三钱，云苓三钱，防己三钱，木瓜三钱，服七剂而愈。

【按】此系湿寒过盛，真气不藏，无阴运化之故。况脉现沉弦，寒在肝肾，先生用此方，以其力能温肾扶阳，逐寒散邪，复加术苓，健脾祛湿，加瓜己利下焦之湿。总之：使少阴太阳两感之寒邪均得而解之，则浮肿自消矣。

十八、真武汤加减方证

（一）自觉头大如筐

曲姓，山东人，庸为人担粪，被打奔逃，汗出过多，避于墙阴处约二时许，归家后夜间发病，自觉眩晕，头大如筐，肉瞤筋惕，身热汗出恶风，复被五床，尤恐透风。余用真武汤加黄芪一两，人参五钱，桂枝三钱，炙草一钱，红枣五枚，水煎三剂全愈。

（二）打呃

于翁，七十一岁，患打呃，声悠长由丹田而出，三五声即止，经一小时复打，余无他病。以真武汤去生姜加人参三钱，五味一钱，细辛五分，干姜一钱，煎服五剂而愈。

【按】真武汤乃补肾阳、壮火利水，温中散寒之方也。治太阳病，汗出不解仍发热，心悸头眩，身瞤动，振振欲擗地，及少阴病、腹痛，小便不利，四肢沉重疼痛，自下利者，有水气，或咳、或小便利、或下利、或呕等，均有速效。先生本此，治于某之呃逆因肾气浮而不纳，加减以镇摄之。又以此治曲某，因惊恐奔跑，汗泄过多致头晕眴惕，汗出恶风，症类太阳误汗阳气大虚，故加参芪以补之，灵活运用，法至善也。

十九、蒌贝汤加减方证

处方：瓜蒌三钱，杏仁二钱，川贝三钱，杷叶三钱，知母三钱，花粉三钱，橘红二钱，通草三钱，竹叶三钱，滑石三钱，桑皮三钱。

（一）五更泻

其一

王鸿，七十五岁，每日五更泻一二次，经十余日，服蒌贝汤二剂痊愈。半年后又犯一次，仍服该汤二剂而愈，次后每遇心事不遂，五志动火，火克肺金则必犯，因肺与大肠相表里，肺移热于大肠而泻，用此方则屡服屡效。

其二

王姓妇，病五更泻，二年未愈，因心火妄动，肺燥金伤，每日起床，阳盛阴微，必泻更多，申酉燥金用事，必泻而少。用蒌贝汤，二十副全愈。

其三

郝玉山，五十二岁，因家务浩繁，事冗心躁，忧思多虑，致伤肺脾，病五更泻，经年未愈，令服蒌贝汤十剂而痊。

其四

王姓妇，年三十六岁，每日五更泻一次，饭后泻一次，心静事顺则愈，稍遇拂意，忧郁动火，则必犯，荏苒三年，时发时辍。服蒌贝汤五剂而愈，永未再犯。

（二）打呃

其一

刘二堡西柳家庄，柳姓妇，患呃逆年余，百治无效，来城至西咸春堂问方，询其病情，据云：打呃咽噎不爽，日不歇止，睡时方休，醒后复作，与蒌贝汤，去滑石、竹叶，加射干三钱郁金一钱，十剂愈。

其二

平康里，回民王某，五十三岁，生气吃饭，咽食，压气，致打呃声短，日发夜止，数日未愈，伊子问方于余，用蒌贝汤，减滑石、竹叶，加麻黄三钱，石膏三钱，生草一钱，服一剂，格去其七①，又三剂愈。

---

① 格去其七：即病好了七成。

其三

城西沙岭，胡玉亭长子，病呃逆月余，连续二三十声方止，间隔十分钟许，止而复作，往来不已。余用葶贝汤，去滑石、竹叶、知母，加麻黄三钱，石膏三钱，射干二钱，生草一钱，服四剂愈。

（三）尿血刺痛

张姓翁，年七十岁，患尿血茎中刺痛，尿少而频，月余，屡治无效，延余诊治，视前医所疏方，多系凉血化瘀、泻肝利水之品，均无一效。余以葶贝汤，加翠衣三钱服四剂，血止尿利，至七剂全愈。

（四）咳嗽遗尿

吕姓妇，二十八岁，妊娠六月，患咳嗽甚急，痰少而黏，咳顿遗尿，此肺燥阴虚也。以葶贝汤减通草、桑皮，加当归三钱，桑叶三钱，五剂全愈。

（五）胖肿

杨姓妇，周身胖肿，按之如泥，面肿目闭，腹如复釜，腿不能屈，手足无纹，大渴引饮，泻水如汤，小便欠短，脉沉细而急，以葶贝汤去桑皮，加荷叶三钱、翠衣三钱、寸冬三钱，十剂而痊。

【按】蒌贝汤为降气润燥、利水清热之方，先生以治泻泄、打呃、尿血、咳嗽病尿、胖肿等证。综原肺燥气逆、阴虚火旺者，量痛加减无不立愈，足征先生独具只眼，经验宏源，非过誉也。

二十、四君子汤加减方证

（一）眼花流泪

田先生，外出办事，繁琐周折不能决，心忧闷，迎风远道而归，次日，眼花流泪，视物昏蒙。此伤气受风，宜四君子汤，加黄芪五钱、防风三钱、桂枝三钱、白芍三钱、桔梗三钱，引加姜枣，煎服七剂而痊。

（二）眼忽昏花

崔姓女学生，因在校费用不足，日久家信音乖，情急愁肠百结，晚餐食凉饭后闷闷睡去，次晨，眼暴花，视字模糊一片。此心阳不足、胃阳不升之故也，用四君子汤，加黄芪七钱、当归三钱、附子二钱、炮姜一钱、吴茱萸一钱，煎服四剂而愈。

【按】四君子汤，为助阳补气之主方。治一切阳虚气弱，脾衰肺损之证。先生用此疗伤气受风，寒伤阳气而目病流泪昏花等症，皆应手而愈。经云：虚者补之，寒者温之，药用对证，即奏功效，理固然矣。

二十一、六君子汤加减方证

（一）打呃

鲁姓男，呃逆不已，饭后呃时带饭，饮水则呃时带水。用六君子汤，加干姜一钱五分、藿香三钱、白芷二钱，五剂愈。

（二）右肩臂痛

奉天小南关，牛姓男，七十五岁，患病年余，右肩臂疼痛，沉凉而木，牵及右手刺痛，时痛时止，屈伸为艰，屡医罔效。就余诊之，脉虚大，以六君子汤，加桑皮三钱、杏仁二钱、炙麻黄二钱、石膏二钱、木香二钱、通草一钱，煎汤兑姜汁、竹沥合服，七剂全愈。

【按】六君子汤，乃祛痰补气之方，用治阳虚不运之打呃带食水，及疗气虚痰滞之肩臂冷痛，俱以此方量证加味而收奇效。从论证施治中观之，似乎平淡无奇，但在理法方药加减运用上迥非疏于临症者所能望其项背也。

二十二、托里十补散加减方证

方载《汤头局方》。

处方：生芪七钱，人参三钱，当归三钱，抚芎二钱，防风三钱，桂枝三钱，桔梗三钱，白芷二钱，根朴二钱，炙草一钱。引用黄酒。

（一）拳毛倒睫

其一

刘二堡，赵姓妇，二十七岁，患拳毛倒睫，眼边干紧，云翳不明，八年未愈，与此散服二十剂而痊。

【按】近今患目疾，有拳毛倒睫者，医多用《金鉴》之细辛汤主治，而不获寸效者，以其能治实症而不能疗虚症也。凡病皆有寒热虚实，眼科岂独例外乎，夫毛生于睫，犹偻禾生于土脉松软之田地也，一旦被狂风吹动，则偻禾必曲而不直矣，必培其土而正直之。人之眼睑为肉轮，属于脾上，而肺又主皮毛、脾亏肺弱则气虚不实，肝风肆虐则拳毛倒睫，因其为虚，遂用托里十补散，以补脾益气、和血驱风，使脾土生肺金，脾肺旺则肝风自熄，久服即可告痊，岂可徒执一方，不分虚实而施治也。

其二

鹅房，袁振维内子王氏，三十四岁，患拳毛倒睫，目生云翳，眼边干，眼角痒，头紧怕风，症经五年，诊其脉缓大，大者为虚，缓者为风，以此散，加苦参二钱，服二十六剂全愈。

（二）腮肿起疱

东街锡寿山内人，因端午节午饭后，心中愁闷，伏窗暗泣，至四句钟时，恍恍睡去，次日晨起，腮肿起疱，不痛不痒，日渐上窜，白疱长团不一，医按疔毒、大头瘟等症，针刺服药，皆无效，心烦不食，卧床不起，起则头眩短气，肢沉疲惫。延余诊视，脉大而紧。此伤气受寒也，以此散为汤，煎服七剂愈。

（三）肩臂赤肿起疱

鹅房袁茶斋，因析居未遂，郁闷日久，两肩及胳膊肿硬赤红，皮肤起白疱，不痛痒，经李敏芝先生用解毒泻火之药无效，治十日渐加重，肿初起但红无疱，逐日见紫而起白疱，气短心烦，头眩身颤，不思饮食，就余诊治，脉虚大无神。以托里十补散去根朴，加僵虫，十剂愈。

（四）头面肿硬

四道街，吕星普子妇，患病十余日，由耳后肿硬微痛，经某医按春温治无效，头面全肿，紧硬不疼，咽紧而痒，又按大头瘟治，用犀角、双花、连翘、兰根、元参、生地、栀芩等药，服六剂仍无效。请余诊之，脉缓大无神，问知因悲痛伤气，早晚受风所致，以此散，加苦参二钱，四剂而痊。

（五）手足起疱

城西朱家堡子，村长张序辰。手足起疱，初起破烂出水而痒，次后起白色硬皮，紧张疼痛，用针挑硬出血，紧痛始轻，经二十八年未愈，问方于余，以此散加苦参二钱服十剂而愈，永未再发。

（六）疥毒

东坟，卞姓妇，病四肢、臀部、破烂出水而奇痒难忍，定黄结痂处，则痛不得坐卧，身无寒热，饮食二便如常。以此散加连翘、苦参、黄芩各三钱，用黄酒合水煎服十剂，并用此药渣捣细敷患处而愈。

（七）肾囊破皮

城西朱家堡子，刘永恩，卒患肾囊及小便，破皮出水刺痛，复审腿里腰臀俱破皮出水不止，刺痛非常，饮食少思，卧床不起。伊内人来城，叩余问方，情因忧郁愁闷，夜间睡醒，有汗外出，解大便时间过久，次日作痒，由腰以下，皮破出水，即刺痛不堪矣。余思忧愁伤气，恐房事后，肾气亦虚，复受外寒所致，以此散加姜虫二钱，五剂全愈。

（八）头项肿起疱

义和堂任先生之戚，景姓，初病项微肿起白疱出水，微痒不痛，二十余日未愈，中西医治无效，嗣往友家庆寿，又感风寒，致头肿病无汗，恶寒发热，心烦扰乱，忽明忽昧，饮食不入，复被三床，仍呼身冷。延余诊视，脉见虚大，拟托里十补散改为汤剂，去根朴，加炙麻黄三钱，煎服一剂，汗出恶寒解。又服一剂，头身痛皆愈，去麻黄，加姜虫二钱，服五剂，头肿项疱全愈。

（九）牙黑气臭

顾宅学生，十岁，牙黑，食凉热食物，均刺痛，出气有臭味，一年之久。余以此散减半为汤剂，十余剂而愈。

（十）阴肿痒痛

袁姓妇，小便内肿破、痒而微痛一年余，内服外敷及洗药等均无效。余以此散去根朴，加苦参二钱，为汤剂，十副全愈。

（十一）腿起紫硬疙瘩

武姓姑娘，发斑，泄泻愈后两腿起扁平疙瘩，紫红微痛，捏之坚硬。余以托里十补汤，加炙麻黄三钱，六副全愈。

（十二）烂花根（痘疮）

城西王小孩，四岁，出花后，臀下大腿上花根，皆溃烂，约三寸深，两月未愈，请余诊治。余视其颜面唇舌指甲，均呈灰白色，昏昧闭目，身颤不食。拟以托里十补散减半改为汤剂，去根朴，加附子五分，服四剂，外用朝阳散①敷之而愈。

（十三）发花根

刘姓小儿，引花后，花根发红结痂肿硬，痒痛不安。以此散减半去根朴，加姜虫一钱，为汤剂，三副全愈。

（十四）痘后身肿

屈姓小儿，四岁，出花后通身虚肿，按之无坑，不痛痒，因痘后体虚受风所致也。以此散减半为汤剂，去根朴，加炙麻黄一钱，三副愈。

（十五）脚气

凡治男妇足趾缝破烂出水，痒而后疼。以托里十补散为汤剂，加独活一钱五分，轻者四五副即效，重者十副必愈，年久者三四十副全愈。经治愈者百余人，不可轻视。

① 朝阳散：全名"八宝朝阳散"，可能取材红升丹，由胡家炼就得名。于外科疮疡诸证疗效较高，今已失传。

（十六）妊娠烧嗓子

单姓妇，妊娠七月，咽喉赤破无皮，食物凉热均刺痛，头眩气短，四肢无力。以此散为汤剂去根朴，加姜虫二钱，四剂愈。

（十七）火烧伤

谦益泉伙计，因柴灶倒风将头面烧伤起疱，未用外敷药，但以此散为汤，服五剂，疱干肿消结痂自愈。

（十八）食野菜肿脸

李姓妇，因食野菜，头面浮肿起白疱，面紧张无痛痒。以此散为汤剂，加明雄二钱，二剂而痊。

（十九）水烫伤

其一

北门外，胡某外男，四岁，仆饭锅内，烫伤头部，嫩肿起疱，流水，伤势甚重。余以托里十补散减半为汤剂，七副痊愈。

其二

尤姓小儿，七岁，臀及大腿部被水烫出疱，皮破流水，医言毒火归心，内服凉药及外敷药等，十余日，皮内青白，不思饮食，忽明忽昧，恶寒身颤。请余诊视，以托里十补散改为汤剂减半，服之，十剂全愈。

其三

东坟赵姓小儿，三岁，手被水烫，十余日未愈，以后面肿起疱出水，手足全身肿起疙瘩，搔痒出水，见风尤重。以此散为汤剂减半服六剂而痊。

（二十）冻疮

其一

周姓妇，面部冻伤，每至天寒时脸必冻破，脓水不干。以托里十补汤，加附子二钱，服十剂全愈，次后未发。

其二

施姓学生，十七岁，手脚冻伤，天寒必发破溃痒痛。以托里十补汤加附子二钱，十剂愈，未再发。

（二十一）产后受风

其一

大岭黄有祥内人，产后二日汗出恶风，身凉面热，头目眩晕，肢体沉麻，脉象虚大。余以此散为汤剂，去根朴，加白芍三钱、生姜三片、大枣三枚，煎服十剂而愈。

其二

袁姓妇，产后面肿出水，目干，左半身沉麻木不遂，经四十余日，医药无效，来城问方。余以此散为汤剂，去根朴，加熟地三钱，酒芍三钱。煎服四剂，症势轻快；又服四剂，面肿目干均痊愈，左半身尚微麻木；继又服八剂，诸症悉痊。

（二十二）乳癌

城北乱泥铺，关姓妇，四十七岁，右乳房溃烂流脓水，色青紫，不痛不痒，饮食无味，体气亏乏，症经四年，百治无效。赴城问方于余，为书此散作汤剂，加山甲一钱五分，姜虫二钱，煎服五十余剂，外敷朝阳散而愈。

（二十三）手心干裂

姜姓姑娘，十五岁，手掌心干裂爆皮，痒痛难堪，每夏必发，届秋即愈，症经四年。余以此散为汤剂，去根朴，重加当归一两，苦参二钱，二十剂全愈。

【按】综观是方以参、芪补气，芎、归和血，桂枝、芷、桔温经活血、排脓生肌，厚朴泻实满，防风祛风湿，为表里气血之药，成助阳内托之功，善行手足太阴、足厥阴及阳明经也。凡形羸气弱，脾肺虚，营卫亏，易致风邪侵袭，召成痈疽败症，皮肤湿痒，内而咽喉破烂，产妇肢麻，外而皮肤湿痒，痈疮肿毒，皆能培中益虚攘外获胈①，使败疮恶疽，腐去新生，诚外科之良剂也。先生以此方，变散为汤，或加减用之，治诸疮痛痒皆获良效，更以此散疗拳毛倒睫、手心干裂，尤属别具慧心者耶。

---

① 胈：查诸字典，未见此字，结合文义，可作"寐"，为解除内忧外患之义。

二十三、蒌贝养荣汤加减方证

本方为吴有性著载于《瘟疫论》中，原治疹后阴虚肺燥痰火咳嗽、胸膈不清等证。

处方：瓜蒌三钱，川贝三钱，当归三钱，生芍三钱，知母三钱，花粉三钱，橘红二钱，苏子一钱。

（一）左肩沉痛

东三里庄，洪姓老媪，六十八岁，病左肩疼痛，沉凉如冰，医以舒筋活血之法服药酒及针灸均无效，经年未愈。就余诊之，脉见细急，拟以蒌贝养荣汤去苏子，加元参三钱，生地三钱，黄芩三钱，炙杷叶三钱，丹皮三钱，枳壳二钱，煎服十剂全愈。

（二）右肩沉痛

营城子，王致和，患右肩沉痛，半年未愈，经本屯颜先生用虎骨花蛇等药无效，来城就余诊视，脉沉细，以蒌贝养荣汤加杷叶三钱，元参三钱，生地三钱，黄芩三钱，杏仁三钱，桑皮三钱，煎服二十剂全愈。

（三）腰痛

其一

城西大营盘，王景春，在河西修堤培土，忽腰痛如折，认为挫闪，服宝腊丸、七厘散、土鳖虫偏方等均无效，十二年来，走坐时久，疼痛难忍，卧则痛轻。诊其脉见沉细，饮食二便如常，余无他病。拟蒌贝养荣汤去苏子加元参三钱，生地三钱，桑皮三钱，杏仁三钱，杷叶三钱，苍术二钱，黄柏一钱，枳壳二钱，煎服三十七剂全愈，现已十余年，永未腰痛。

其二

窦姓，三十八岁，因担水至家，提桶弯腰倒水之时，腰痛如折，服七厘散、宝腊丸、苏土虫等药无效。至余处问方，以蒌贝养荣汤去苏子加元参三钱，生地三钱，杏仁三钱，桑皮三钱，黄芩三钱，枳壳三钱，炙军二钱，水煎二副全愈。余以此法治肾燥腰疼，五六十人均收良效。

（四）腰腿痛

其一

春发永执事陈某，患腰腿疼四年未愈，经常用虎骨、花蛇各种药酒及贴虎骨膏等均无效，近日疼痛加重，起卧艰难。至西咸春堂，求余诊视，脉沉细而急，此阴虚肾燥之为病也。治以蒌贝养荣汤去苏子加元参三钱，生地三钱，炙杷叶三钱，杏仁三钱，黄芩二钱，黄柏一钱，炙草二钱，煎服十剂，腊初就诊至年终全愈。

其二

城西小河沿，徐春惠长男，患腰腿痛五六年未愈，其人忍苦耐劳然性偏急，善食易怒，就余诊治，脉象长大，近年来疼痛较剧，起坐为艰，安卧则痛轻，失气则痛减，此水枯金燥肾虚胃热之候也。以蒌贝养荣汤去苏子加元参三钱，生地三钱，黄芩三钱，桑皮三钱，生军二钱，杏仁三钱，枳壳三钱，煎服三十剂而愈。

（五）周身刺痛

城南喻家沟，喻老大娘，五十二岁。周身跳痛如针刺，时痛时止，脉细急以蒌贝养荣汤去苏子加元参三钱，生地三钱，黄芩三钱，霜桑叶三钱，炙杷叶三钱，枳壳三钱，十剂而痊。

（六）瘫痪

西咸春堂执事曲国勋之母，年六旬，鲁省蓬莱县人，瘫痪三年，四肢不能动转起卧须人扶侍，但饮食如常，便畅无阻。服再造丸、活络丹、苏合丸、花蛇虎骨酒等均无效。向余问方，余拟蒌贝养荣汤去苏子加元参三钱，生地三钱，黄芩三钱，杷叶三钱，枳壳三钱，杏仁二钱，桑皮三钱，共撮二十副熬膏捎回家中，令早晚冲服，服完来信云：症有起色，大见轻快，次年内共服五料（每料二十副），起床、上街行走如常矣。

（七）四肢拘紧

北园张姓妇，四肢拘紧如抽，发作无时，服舒筋活血驱风等药调治三年均无一效。就诊于余，切其脉左弦右细，其病在肝，肝风火动则筋紧拘急，风动必摇，风熄必隐，故忽作忽止。余以救阴清燥治之，使阴足则肝火自熄，肺得清肃之气，征制肝木则肝风不生其病自愈，故拟蒌贝养荣汤去苏子，加元参三钱，生地三钱，黄芩三钱，杷叶三钱，杏仁三钱，枳壳三钱，煎服十剂而愈。

（八）健忘

刘姓，四十三岁，神识不足恍惚健忘，约一年许，医用补血养心、安神定魄之药无效，就余求治。诊其脉沉细寒滞，乃心肺蕴热、水亏金燥、心阴不足致少神健忘。以蒌贝养荣汤去苏子加元参三钱，生地三钱，黄芩三钱，杷叶三钱，寸冬三钱，硼砂八分，煎服二十剂全愈。

（九）妊娠身麻

李姓妇，妊娠五月，周身无处不麻，上至头皮，下至足趾，唇舌咽喉，眼鼻耳及二便，亦奇麻不堪，至坐卧不安，夜难入睡，十余日未愈，延余诊之，脉大而急，大者为虚，急者为热，血虚水亏，肺阴不足，气病则麻，经云："气主煦之，血主濡之"，气沛津充灌溉周身，旁达四末，则麻自解矣。拟以蒌贝养荣汤去苏子加元参三钱，生地三钱，黄芩三钱，炙杷叶三钱，带心寸冬三钱，桑叶三钱，枳壳二钱，服七剂全愈。

（十）疑心病

翟达三之襟丈张某，业贾，居奇失算、赔累颇巨，以故分家迁往前街，从此精神异常，疑惑其内人行为不正，日夜防嫌，隔绝戚里，跬步生疑，动辄得纠，其室人素幽娴乡邻有贤德称，平日夫妇极唱随，知其因心境拂逆致骤改常态，请余诊的，余断为心病因五志动火，水枯金燥，肺热生痰痰迷心窍而构病。以蒌贝养荣汤加元参三钱、生地三钱、黄芩三钱、杏仁三钱、杷叶三钱、枳壳三钱，服十剂痊愈。

（十一）精神病

桑园子穆姓，患短气心烦，每隔七八日必发一次，发作时气短如死，命家人请宗族亲友，面托后事，自云病无生望，恳为照拂妻小，嘱毕令与装裹易簧，既上床则气短如死仅心下微有动气，经二三小时始悠悠气转绕息如常，饮食起居与常人等，求医问卜，半载未愈，延余诊治，视其脉平静和缓，问其所苦，每日忧思，心绪不宁则五内如焚，气不绕息病即作矣，余以生津润燥、疏气清痰之法用蒌贝养荣汤加元参三钱，生地三钱，黄芩三钱，杏仁三钱，杷叶三钱，郁金一钱，枳壳二钱，服十剂全愈。

（十二）咽哑

米姓，因事繁，言语过多至咽哑不能发声，但喉润不干。以蒌贝养荣汤冲服行沥二钱，十剂愈。

（十三）女病治男

达记公司翟达三内人，患小腹别痛，二便下坠，每有房事，其腹必痛，既达三回柜其痛则逐日减轻，七日必愈。就余诊治，视其脉平身壮，气和无病，据云：达三以前染有淋病，愈后转为白浊，经常气短身疲，恐难入房即泄，有子嗣引为憾事。余意阳精急泄，女人不得性悦则阴精内结致小腹别痛，其原因不属于女，遂以蒌贝养荣汤去苏子，加元参三钱，生地三钱，黄芩二钱，杷叶三钱，枳壳二钱，嘱与达三煎服之，十余剂体气复元，房事持久，浊亦随愈，女人亦无腹痛之苦，翌年生子，伉俪大喜过望云。

【按】经云，诸气膹郁皆属于肺，诸痿喘呕皆属于上，是明指燥气之为病也。又云：秋伤于燥，上逆而咳发为痿厥，斯言燥病虽有次寒，化火之分，亦莫不由肺金失职而致病也。况肺主呼吸之气，通行周身，旁利肝木，下生肾水若肺金病燥，不第本经见病，且肝筋肾骨，亦波及而病矣。蒌贝养荣汤，原为滋肺燥，养营液、清痰火之良方，胡公以之疗百病已五邪，上病下取，下病上取，认明五志生火，壮火食气，金燥水枯，殃及他脏而为患，运用斯方，善为加减，收效昭然，信非一得之见，端由学古而有心得也。

二十四、导火汤加减方证

处方：元参两，生地五钱，车前三钱，泽泻三钱，生草三钱。

（一）小腹痛

其一

李才，病小腹刺痛，时痛时止，痛时汗出拒按，日轻夜重，症经一周，医药无效，就余求诊，脉长大，此热痛也。治拟导火汤加石膏二钱，煎服，二剂全愈。

其二

高姓小儿，疹愈二十余日，忽然小腹急痛，时痛时止，发厥拒按，痛时腹凉，痛止腹热，此疹后阴虚火痛也。以导火汤加柴胡二钱、生芍三钱、枳实三钱，四副愈。

其三

石姓，患左小腹痛，痛时起包拒按，时痛时止。以导火汤加元胡三钱、丹皮三钱、川楝三钱，服三剂愈。

其四

某女，经后左少腹刺痛六脉细急，时痛时止，日轻夜重。以导火汤加元胡三钱、丹皮三钱、川楝子三钱、黑山栀三钱、芥子三钱，二剂愈。

（二）腹胀如鼓

其一

二道街，常姓女生，十八岁。病腹胀如鼓，但胀不疼，症经六月余，脉弦大，大者为阳，弦乃肝病。经云：诸腹胀大，皆属于热。治拟导火汤加枳壳三钱、青皮三钱、桔梗三钱、槟榔三钱、生牡蛎三钱、细辛一钱，煎服十四剂而痊。

其二

城西南小阳气堡，邢福盛，七十岁。满腹胀大而硬，按之疼痛，脉弦急。以导火汤加枳壳三钱、青皮三钱、桔梗三钱、元胡三钱、川楝子三钱、焦榔三钱、生牡蛎三钱、细辛一钱，服十剂全愈。

其三

二道街，田宝臣，腹胀膨隆，硬而不痛，医用下药数次，泻后微轻，三日仍如故，症经七八个月，百治无效。延余诊治，脉沉细，以导火汤加枳壳三钱、青皮三钱、桔梗三钱、焦榔三钱、生牡蛎三钱、细辛一钱，煎服十剂，脐下全消，惟心下胀硬，又以半夏泻心汤加陈皮二钱、焦榔三钱、桔梗三钱、枳壳三钱，服六剂，肃清。

（三）肾囊肿大

庆升公司，刘仙九，右肾囊肿大如茄，硬痛不堪，经满铁医院，放水治疗，水出即消，经宿复肿，继放三次，肿硬如故，日医言非割治不可，仙九拒绝出院，就余诊治以导火汤加麻黄三钱、附子三钱、细辛一钱、黄柏一钱、生牡蛎四钱、川楝子三钱、元胡三钱，十八剂而愈。

（四）腹腰窜痛

王姓，因生气，忽然满腹窜痛腹胀拒按，牵及腰窝跳痛，阳强尿频，脉细数，以导火汤加苍术三钱、黄柏一钱五分、生山栀二钱、知母三钱，煎服四剂，痛止胀消，阳强亦愈，惟腰酸便数，又以六味地黄汤加巴戟肉三钱、枸杞果三钱、炙龟板三钱，水煎服十剂全愈。

【按】此汤滋阴清热生津利便，为滋水以泻火，釜底抽薪之方，其引热下行，赖此甘寒之力，绝非大苦大寒克伐生气者可比，先生以此疗小腹热结之疼痛，火郁之肿胀，诚能上窥仲景之奥，下悟丹溪之法，得心应手，不涉牵强，实与以火为寒而妄用温热而偾事者，不可同日语也。

二十五、求生汤加减方证

方载《傅氏女科》。

处方：人参一两，当归一两，熟地五钱，萸肉三钱，山药三钱，枣仁三钱，附子八分。

（一）齿缝出血

奉天迭道东，王姓妇，病齿缝出血，三年余，百治无效。延余诊视，脉大而软，乃伤气受凉，阳虚不纳所致也，检其前方，多用生地、丹皮、犀角、棕炭等凉血止血之药，均无一效。余以求生汤与服十剂而痊。

【按】肾主骨，齿乃骨之余，肾阳虚则阴不收摄，多成齿衄，病经三年有余，血亦因之而亏，"血虚脉虚"此脉软大之所由来也。时医徒拘血热妄行之句，以疗失血，仅知治标，不求病本，安望痊愈乎。先生用此汤，以补气助阳、滋阴敛血，是固本塞流法，症得霍愈，想当然尔。

（二）齿衄、尿血

城东营城子村，王姓妇。四年前曾患尿血，近猝患齿缝出血，经本屯某医，治疗四五日，不但齿衄未止，复发尿血，不痛不频，每昼夜必四五次。赴城求余诊治，切其脉大而缓，面唇色白，气短身颤，全身皮肤有紫斑点，大如指盖许，扪之无痛痒。此乃胃阳不纳，肾阳失守，故衄血尿血，且卫阳虚而不运致身起紫斑也。遂以求生汤，重用附子二钱加生芪两，四剂血止，八剂全愈。

【按】齿虽属肾，而口皆属胃，以口为胃之门户，且齿龈尤为胃经脉络之所绕，膀胱与肾为表里，故胃火上炎，则多齿龈出血，热结膀胱，则多小便尿血，病初起固如是也，至经多日未愈，殆因苦寒克伐致阳虚生寒，气日虚而血益亏也。此阳虚不能固摄阴血，则上溢下流而兼外凝所由来矣。先生灼见脉证纯系胃肾与卫阳俱虚，故助其阳以救阴之偏，此本内经用阳和阴之道也；庶阳气充实，阴血得敛，上下兼顾，症自霍然。

（三）经来不止

其一

郑姓妇，四十二岁，经来二十余日血多不止，腹不痛，头重气短，四肢疲怠，脉虚缓。以求生汤，四副全愈。

其二

郭姓妇，每经来血多，且七八日不止，腹不痛，气短身乏，脉大而缓。服求生汤两剂而愈。次后以汤为丸，经常服之，永未复发。

【按】妇人行经，乃恒情耳。故云：经者常也，经常不变，然若经来血多，绵延不止，即为经病矣。以上两案，脉症相同，皆系阳虚不能摄血之故，俱疗以求生汤而愈，是气血交补助阳敛阴而收全功也。

（四）产后血崩

怀王寺，冯姓妇，产后血大下，不省人事，昏睡如死，经医调治，七八日犯一次，产后二月余，犯七八次，每次血多晕厥欲死。延余诊视，脉虚大，面唇㿠白，气弱身疲。余以求生汤重用附子二钱、生芪二两，服二十余剂全愈，迨至月余，面色红润，体健逾恒。

【按】人之气血相依而生，血崩多由气虚不摄，下陷之血，离经妄行。况产后血液大下，气亦随之而虚，脾阳亏甚，力难统血，晕厥欲死，几陷气随血耗之危。是方为益气补血，健脾强胃，使阳生阴长，阴平阳秘，气血相依，崩症自愈矣。

（五）尿血

其一
王某，小便尿血，不疼不滞，色淡红，血尿混合，每日夜五六次，周身倦怠。肾阳不足之故也。服求生汤，二剂已。

其二
东咸春堂，刘明彦，患尿血三月余，小便时先溺血，后溺尿，尿时不频不痛，血色鲜红挟有紫血丝，服求生汤四剂全愈。

【按】尿系水分，而亦干动血分者，以膀胱与血室并居，故连累为病也。尿血初起，虽关于热结膀胱，久则血愈虚而愈瘀，以致离经之血，色见紫红也，况《内经》云："病之所穷必及于肾。"肾阳日虚，故尿血不痛不频，而兼周身倦怠，先生以求生汤，滋阴助阳、补气敛血，使气煦血濡，新生瘀去，则循经入络，百脉调和，非但尿血自愈，其他下窍出血亦无不愈也。

（六）大便走血

其一

蒋姓，五十岁。患大便下血，色紫红稀泄，日二三次，每晨粪便中带血一次，其余一二次即纯为血水便，气短身疲、头晕足软、脉沉而弱。以求生汤重用附子二钱，十剂而愈。

【按】血属阴，固以下行为顺、是顺行经络之谓，非妄行之谓，大便下血是妄行也，因症兼阴象，脉见沉弱，纯系阳虚不能统摄阴血之所致也，先生重用附子以补命门真火回阳以敛阴，使阴阳平密，统摄均衡，挽狂澜而循经，下血自已矣。

其二

城西蛤蜊河子，王姓妇，大便下血十余日，每日五六次，血多，脉弦急，寒热往来，肢节烦痛，头两侧疼，耳聋无汗，心烦而呕，此病在少阳，外感风热之邪，浸淫于经络使血不循经而下行也。余仿热入血室之法，用小柴胡汤加桂枝三钱、桃仁三钱、元胡三钱、丹皮三钱、川芎二钱，引以生姜，服后汗出血止，一剂而痊。

【按】经云："少阳之上，火气治之。"是指胆木生火而言也，夫胆与三焦同气而附于肝，皆为相火，又居于半表半里之界，自易随肝气通于膈而入大小肠，又少阳火气煽动，以致血瘀而不归经，下行则多有便血之病；况肝以风为本，主藏血，如风火交攻，热侵阴络而下行浊道亦易成大便下血，兼有少阳之辟症也。故用小柴胡汤加行气活瘀之药，一剂立痊。综观以上大便下血二案，一寒一热，偏实偏虚，治法迥异，其收效则殊途同归矣，主要根据病情而定，不宜拘执，此先生高明处，堪为后学者法。

二十六、黄芩汤与痛泻要方合用加减方证

处方：生白芍一两，黄芩三钱，焦术三钱，防风三钱，陈皮二钱，甘草一钱。

其一

痛泻：千山东丁香峪，杨耀光，患大便频少，一昼夜六七十次，粪如油胚，后重，小腹刺痛颇剧，二月余，屡医无效。就余诊视，脉弦数，以黄芩汤合痛泻要方加滑石、竹叶、车前子各三钱，煎服十剂全愈。

其二

王老大娘，六十岁。每日腹痛，先痛后泻，日夜五六次，三阅月①未愈。以黄芩汤与痛泻要方合剂加滑石、竹叶、车前子各三钱，煎服八剂而愈。

其三

潘姓老媪，六十七岁，患痛泻一年余，每日泄泻五六次，先痛后泻，有药无效，无已，只得吸鸦片一口，

---

① 阅月：指经一月。

仅能支持半日不泻不痛，烟力一过，痛泻尤剧。依前方原样服十剂而痊。

【按】黄芩汤为仲景治二阳协热下利之方，痛泻要方为刘草窗疗肝亢脾弱、补土泻木之剂，又加渗湿利水诸品，令小便多，大便实，诚无上之良法也。先生用此复方愈以上三症均系先痛后泻，症虽日久，但毫无寒象可征，痛则不通，实因肝脏郁热，气血壅塞，木菀凌土之所致，非食伤也，然木盛挟热而痛泻者，十仅得一，因湿寒而痛泻者，十常八九，故庸流惯用温补，以理泻症，宜其有效有不效也。

二十七、麻黄杏仁甘草石膏汤加减方证

（一）周身胖肿

城南东八里庄，田子涵，五十岁。周身胖肿，按之塌而不起，肾囊肿大如中碗，医治月余无效。延余诊治，脉浮弦，气短腹闷，浮者为风，弦者为饮、为水，风水相搏而为病也。以麻杏石甘汤加焦术、桑皮、防己各三钱，橘红二钱，附子一钱，细辛八分，生姜三片，大枣五枚，煎服二十剂全愈。

（二）咽哑

刘姓男，因与友人双方排解事故逗留七八日，说话过多，事毕临行时，饮冷茶一口，返家后次日起床，咽哑至半月余，不能发声。就余求诊，脉大而急，问其咽喉不干，知痰病也。遂用麻杏甘石汤加瓜蒌三钱、桑皮三钱、贝母三钱、橘红三钱、竹叶三钱、枳壳二钱，煎服四剂立痊。

（三）年久痰喘

其一

朱姓男，四十八岁。患痰喘二十余年，忽轻忽重，重时日夜不能卧，汗出而喘，喉如雷鸣，胸满心热，百治无效。请余诊视，脉滑大而急，拟与麻杏甘石汤加瓜蒌、川贝、松罗茶、桑皮、竹叶各三钱，橘红二钱。首煎甫①服后，心中懊侬，了戾不安；经一时许，攻冲上逆，吐出痰涎黏汁一大碗，心安得卧二小时；次晨服二煎，一小时后，仍懊侬如前，复吐痰涎一大碗，吐后喘轻减半，安卧得眠矣；又服四剂，每药下咽，必吐痰涎，共服五剂，喘竟根除矣。至秋下地，从事农务劳做如平人，至今未犯。余治男子痰喘能根除不犯者仅此一人，其他愈后年许仍复犯。

其二

罗大台、张纯仁之弟妇，患喘促症，六月余，日夜不得卧，心烦汗出，危笃万分，百药无效，诸医束手，家人认为无望，业备后事矣。纯仁赴城，详述病情问方于余。余以前方原样加味撮二副，服后喘稍定；又取二剂服，得卧喘逾轻；继复服二剂，当日腹痛肠鸣，纯泻

---

① 甫：刚。

痰如胶，无粪，于是喘去如失，永未复犯。余治妇人喘症，亦仅此一人根除，其他亦无不复发者。

（四）胸满似喘

吴姓妇，病胸满似喘，气不得呼，心下烦闷，汗自出，症经半年，医药罔效。就余求诊，脉细而急，急者为热，细者气衰，因胸肺有热，热蕴则气不得呼。调以麻杏甘石汤加瓜蒌、川贝、炙杷叶、橘红、竹叶各三钱，两剂全愈。设若脉大而紧，胸紧似喘，气不得呼，心烦无汗，乃胸肺有寒，此方万不可用：细急为热、紧大为寒，此脉理之阴阳也；胸满有汗为热，胸紧无汗为寒，此病变之阴阳也，临症详审，切勿疏忽。

（五）春瘟咳嗽

张宅小儿，咳嗽气急，似喘非喘，咳甚汗出，身无大热。全家小儿，均染斯症，此春瘟温疫咳嗽也。以麻杏甘石汤减半，加瓜蒌一钱五分、桑皮一钱五分、竹叶一钱五分、橘红一钱，煎服三剂全愈。

【按】麻杏甘石，入肺散邪，肺被邪郁，因而生热，故以石膏辛寒，直清肺热，甘草甘温以和诸药，麻黄辛温、开泄肺气，杏仁苦寒，降肺平喘，此汤乃肺邪发喘之的方，先生本此以疗胖肿、咽哑、痰喘、咳嗽等属于风热者，量症加味，莫不霍愈，夫伤寒论治汗出而喘，无火热者，缘阳盛入内，气外越而汗出，火气上逆而喘也；无大热者，邪已蕴热热郁于内以外热较之似热势轻也，用此方之意义，不在发表，而在畅行肺气，疏泄肺邪，清化肺热。邪气除则肺气通而汗自止，气喘自平，里热自除矣。

二十八、六味汤加减方证

方载《咽喉秘集方》。

处方：防风三钱，荆芥三钱，桔梗三钱，薄荷三钱，姜虫二钱，生草一钱。

（一）咽痛

李姓，咽头两侧微肿疼痛，色稍紫，身热恶寒，头痛肢烦。余以六味汤加羌活三钱、川芎三钱、白芷二钱，煎服二剂而愈。

（二）两腮虚肿

石姓，病两腮虚肿，皮色不变，无痛痒。因生怒气，复受风寒所致，以六味汤加桂枝三钱、川羌三钱，服后取微汗而消。

（三）舌白如玉

东街天益堂，刘光武，痛咽痛舌强，舌周边白如玉圈，厚约一分许，多医按瘟毒白喉证治，方用普济消毒饮加羚羊、犀角、牛黄、冰麝等药，服至两周间，不但无效，且益加重，头重不语，气短泄泻，不思饮食。邀余诊治，切其脉软无神，脾弱气虚之阴毒症也。急以六味汤加生芪五钱、制川乌钱半、制草乌钱半、桂枝三钱、人参三钱、焦术三钱、附子钱半，煎服七剂，同时外用干姜面、梅冰各少许频擦舌边，其白苔落净而愈。

【按】六味汤为疏风和血、通肺益脾之方也，先生以治疗咽痛，因症近伤寒。加羌活芎芷者，通咽散风也，疗两腮虚肿；加桂枝川羌者，取微汗以解肌调卫也，退舌白如玉；加川草乌参术桂附者，温中补虚振脾阳以化阴毒：理法至深，方药至善也。然非至阴无火之症，不可轻用。

二十九、凉膈散加减方证

（一）面起疙瘩

其一

庄鱼铺内人，头面部起疙瘩，大如指肚，小如黄豆，红肿热痛，拔白顶跳痛出脓即轻，继续再发，缠绵不愈，痛甚则不能卧睡。至余求治，脉细急。经云："诸痛痒疮，皆属于心"，心主血脉，五志动火，阳盛阴虚，热结血分，故发疖肿。遂用凉膈散加生地三钱、丹皮二钱、防风三钱，煎服十剂，便下黑紫黏热粪而全愈。及来春复发，又以原方服四剂，下脓便而愈。次后永未再犯。《本经》谓硝黄治有形之血病，明矣。

其二

西关熊家园子老翁，肩背生疙瘩五六枚，大如指肚，红肿硬痛，数日后溃脓溃后干痛，经三月未愈。就余诊治，脉大而急，系阳盛阴虚、血热肺燥。以凉膈散加味如前法煎，调白蜜一茶匙，服八剂，下黏热便而愈。

其三

金姓男，腰两侧起疙瘩十数枚大如指肚，小如黄豆，参差不齐，红肿疼痛，日久溃脓而愈，愈后复起，半年不愈。亦以凉膈散加味如前法煎，兑白蜜一茶匙，服十剂，下红黏热粪，全愈。

其四

王姓，两腿外侧起疙瘩，红肿胀痛，大者如钱，小者如豆，日久溃脓而愈，复延两侧丛丛而起，年许未愈。就余求治，以凉膈散加防风、生地、丹皮、牛膝各三钱，煎兑白蜜一茶匙，服十四剂，下黑黏便而愈。此方治疗疙瘩硬痛，溃后复发，延绵不愈者，不可胜数屡治屡效，诚热结壅疖之良方也。

（二）牙痛

某女，病火牙痛甚八九日，坐卧不安，食眠不适，凉热经口，刺痛彻骨。情因急火受风，以致心火暴动，肾热上炎，牙主骨，热主痛，风邪闭结，热蕴不通，不通则痛，职是故也。余以凉膈散加防风、生地、丹皮、石膏各三钱，煎兑白蜜一茶匙，一剂痛轻，三剂全愈。

（三）便后气短

胡某，便后气短欲绝，觉心痞微跳则心下痞，跳急则气短不能言，周身沉乏，烦躁思凉，得凉则轻，饮食如故，大便燥，小便正常，脉沉急有力。因劳心动火，壮火食气，便后气短者，壮火伤气，气滞火郁，火郁则痞，阻碍宗气，不得畅通，故便后气短、心跳身乏也。拟与凉膈散加杏仁、石膏各三钱，煎调白蜜一茶匙，三副全愈。

【按】凉膈散乃后人由仲景调胃承气汤化裁而来，治膈上实热郁结不舒之方也。以竹叶、翘薄升散于上，硝黄芩栀推荡于下，甘草、白蜜甘以缓中。庶结热散，郁火消，气调血顺，则肿痛自解，壮火气衰，则津充气足，此加石膏以生津，配杏仁以利气之功也，然非大便燥结，不属实热之便后气短症，切勿轻投。

三十、鸡鸣散加减方证

方载《证治准绳》。

处方：橘红一两，木瓜一两，槟榔七钱，桔梗、生姜各五钱，吴萸、苏叶各三钱。

（一）腿痛

其一

福源贞商号，胡琏阁，两腿胀痛而沉，脉迟大。以鸡鸣散加根朴三钱，水煎凉服二剂愈。

其二

王乾丰，五十二岁，患脚痛腿胀，不大便，经七八日，治之无效。延余诊，脉沉缓而大，脾湿肝郁，结于下焦气分之所致也。治宜气为主，用鸡鸣散加香附三钱，水煎凉服，一剂大便解，痛胀轻，二剂全愈。

其三

资义堂，李姓老妪，两腿痛战、木不仁，脉沉细。湿盛气阻之故也。以鸡鸣散加苍术三钱，盐黄柏钱半，水煎温服，二剂愈。

其四

于姓妇，因过嗜烟酒，素性躁，多怒气滞，患左腿刺痛，日轻夜重，号叫不止。以鸡鸣散加香附三钱，水煎凉服，二剂立痊。

其五

福兴盛内葛朋山，因气忿饮酒遂患两脚肿，痛如针刺，不能履地，大便燥结，症经七八日，医药罔效。投以鸡鸣散煎成凉服，一剂痛轻，二剂大便解，又服两剂，肿消痛除而愈。

（二）两腿沉胀

东山牛姓，来城问方，言家兄病五年，两腿沉胀，紧木不痛，饮食如常，大便干燥，行走须扶杖，历年服药饮药酒，腿顽冥无起色。余以鸡鸣散加防己三钱。连服四剂，沉木较轻；继服十六剂，病去十之七；遂以此方泡酒饮，三月爽愈。

（三）腿疼腹胀

罗姓，两腿沉胀而痛，三日后，痛彻足趾，五日后，上攻腹胀。经九日未愈，求诊于余，切其脉缓而弦，遂以鸡鸣散加香附三钱，两剂而痊。

【按】寒湿久羁，郁结下焦，致腿脚痛重，甚则上攻腹胀。先生皆以鸡鸣散治愈者，因此方中用生姜、吴萸善驱寒气，橘红、槟榔以除湿气，然驱寒除湿之药颇多而偏用此数品者，大抵以其气胜耳。又辅以紫苏，为血中之气药，辛香扑鼻，入肺脾二经，更助其气，气沛则行速，乃取著者行之之义也；复佐以木瓜之酸，桔梗之苦，经云："酸苦涌泄为阴"，俾滞留寒湿，得行气之药，从肺直达肛门，宣泄而解。方以鸡鸣命名者，取是时胃肠清虚，亦抑阴引阳出之候，阳盛则阳药得运也。药宜凉服者，恐吴萸、生姜辛热之气，温服耗伤胃液，且湿为阴邪，留恋下焦，从其类而诱之，亦热因寒用之义也。

三十一、白头翁汤加减方证

（一）产后泻肚

锡九内人，产后泻利口渴，便时后重，饮食如常，身无寒热，症经七月，多次服药无效。余视诸方，均系补涩之品。脉虚大，乃虚热下重也。拟白头翁汤加炙草二钱，阿胶二钱，煎服四剂全愈。

（二）泻泄咳嗽

高钧阁内人，病五更泻一次，日间泻二三次，并咳嗽痰黏，日轻夜重，经年未愈。就余求诊，脉沉细而急，此阴虚肺燥之所致也。以白头翁汤加瓜蒌三钱，川贝三钱，杏仁三钱，炙杷叶三钱，滑石二钱，煎服二十剂而愈。

（三）五更泻

梁仁山内人，病五更泻，经八九个月未愈。就余诊之，脉细急，渴欲饮水，饱闷，饥烦，肢体疲惫。症乃阴虚胃燥，壮火食气也。拟与白头翁汤加猪苓三钱，茯苓三钱，滑石三钱，阿胶二钱，服二十剂而痊。

【按】伤寒热利下重者，白头翁汤主之。寒以胜热，苦以燥湿是也。此亦热利下重，而当产后阴虚之际，故加阿胶救阴，甘草补中生阳，且以缓连柏之苦寒，此先生尊《金匮》妇人产后病正治之法也。至于泄泻咳嗽及五更火泻，亦以斯方加化湿清痰之药，莫不悉愈。胡公仁术，信共得力于伤寒论者。

（四）晃病

北门外小堡，李棚铺，学生，九岁，患病四载，就余诊治。伊母言，儿得一晃病，每夜五更起泻一次，泻后小便①必举，伊即贴床伏卧，揉小便根，全身晃动，约四五十分钟。至通身汗出，小便方消，否则即请人揉打，小便柔软始安卧不晃。诊其脉见细数，余以白头翁汤加云苓三钱，猪苓三钱，泽泻二钱，滑石二钱，煎服二十剂全愈，并外用鲜猪胆皮，套小便上，不需揉搓即能忍矣，连套七日后，小便硬胀清痊，现已愈六年，身壮逾于常儿。

---

① 小便：阴茎。

【按】晃病因五更泻后而小便举，愚以为因伊小便硬胀难堪，致伏身揉搓而摇晃，非周身震颤之晃病也，经云："厥阴之脉，下络阴器"，又云："肾开窍于二阴"，白头翁汤，泄厥阴之热利，复加化气渗利之品，热解尿利，则二阴通畅，泻利既止，阳强亦随之而消矣。此乙癸同源、肝肾同治之良法也。

三十二、逍遥散加减方证

《局方》。

（一）心胃烦痛

北门外东园，葛伦山之内人，卒患心烦痛如狂，坐卧不安，烦重，痛轻，胸闷打呃。邀余诊治，脉弦急，弦乃肝郁，急者为热，肝邪犯胃，郁热所致之烦痛也。以逍遥散加生山栀、白芥子各三钱，蒌仁五钱，煎服七剂愈。

（二）胃痛泛酸

吕姓。患心下刺痛，泛酸，拒按。以逍遥散加黄连一钱，川芎二钱，香附、白芥子各三钱，煎服五剂而痊。

（三）胃痛呕吐

其一

王姓妇，病胃痛呕吐苦酸，时轻时重，痛急则吐，吐后痛稍轻，腹拒按。气滞怫郁之热痛也。疏以逍遥散加山栀、姜夏、芥子各三钱，陈皮二钱，啜四剂愈。

其二

李姓妇，胃痛呕吐食水，不酸不苦，腹软喜按，此寒凝气滞而作痛也。调以逍遥散加官桂、白芥子各三钱，砂仁二钱，二剂全愈。

（四）呃逆烦胀

陈姓妇，病呃逆频频，心烦胁胀，症因忿怒过极而起，十余日，治之无效。余以逍遥散加蒌仁、姜夏、陈皮各三钱，姜连钱半，吴萸一钱，服七剂愈。

（五）胃痛肢厥

刘姓妇，心口攻痛，痛甚则肢凉，腹拒按，此火郁作痛也。拟以逍遥散加生山栀、枳实、白芥子各三钱，煎服七剂而愈。

（六）心口胀痛

某女，因朝餐赌气进食，饭后腹闷，至夜胀痛难堪，兀兀欲吐不得吐，经四日，食眠俱废。以逍遥散加焦三仙九钱，豆豉、山栀、白芥子各三钱。一煎服下，觉心烦逆不安，食顷，遂呕吐食水若干；二煎服后，痛胀大轻减；继一剂全愈。

（七）心腹窜痛

其一

安姓妇，心腹窜痛，两胁起包，上攻欲吐不得吐，下攻欲便不得便。医以虫痛治之无效，脉弦细有力。以逍遥散加香附姜夏、乌药、陈皮各三钱，服十剂愈。

其二

南街，皮罗铺某，患肩臂胸胁串痛，下牵肘手，痛无定处，脉弦大。以逍遥散加瓜蒌、生山栀、白芥子、姜夏、陈皮各三钱，服十剂而愈。

其三

西街，赵姓老翁，六十四岁，病四肢上下左右串痛，手腕与膝下肿，痛剧身颤日夜不得眠，两手脉俱浮大有力。此乃风湿合邪、木盛土郁之为病也。法当散郁除风湿，以逍遥散加栀子、羌活、白芥子、姜夏、陈皮、防己、木瓜各三钱，片姜黄二钱，煎服六剂全愈。

【按】《至真要大论》云："厥阴之胜（风气之先施者），耳鸣头眩，愦愦欲吐，胃鬲如寒，大风数举，倮虫不滋，胠胁气并，化而为热，小便黄赤，胃脘当心而痛……甚则呕吐，鬲咽不通。"《内经》所载，肝病颇繁，难以尽述。大凡病脉多兼弦象，胁心胀闷或烦痛，干胃则泛酸呃逆，脘痞嘈杂，重则气串痛无定处。然肝病必犯上者，乃侮其所胜也。先生洞知是理，故治疗肝胃气滞郁结之证，运用局方逍遥散加味与服，无不奏效者，因此方主要功用，助土德以升木，兼荣血而养肝，经云："木郁达之"以遂其曲直之性，亦即经谓"风淫所胜，平以辛凉，佐以苦甘，以甘缓之，以酸泻之之法也"。至于因证化裁，信手拈来，悉中窾窍者，要在临症有素，见微知著，运用自游刃有余矣。

三十三、血府逐瘀汤加减方证

方载《医林改错》。

处方：当归、生地、红花、牛膝各三钱，赤芍、枳壳各二钱，桃仁四钱，桔梗、川芎各一钱半，柴胡、甘草各一钱，水煎服。

（一）五年不寐

刑科经承，鲁春轩，患病五年，夜不成寐。延辽沈四乡名医，调治无效。至东福顺堂，就余求治，自诉：五年来药用千剂，毫无寸效，恐系绝症，无药可医，言下神情恍惘，嗒然若丧。余意刑事承书，事关重大，命盗案件，稍有枝节，即被上控，必日夜忧闷，至瘀积血府，气滞肝经，血塞气阻则心肾不交，水火凌替阴弗纳阳，何由成寐乎。遂以王清经血府逐瘀汤加炒蒌仁三钱，煎服四剂，得清睡而愈。

（二）逆经衄血

其一

王姓妇，每逢经动月事不下，血从鼻衄出，紫红黏腻，时重时轻，半年不已。与血府逐瘀汤加丹皮、元胡索各三钱，服四剂，月事得下而愈。

其二

刘妪，六十八岁，卒患衄血经四五十分钟始止，日二三次，约四五日方愈。次后每届月周，必衄一次。医以阴虚衄血治之无效，半载未愈。余拟血府逐瘀汤加丹皮三钱，四剂衄止全愈。

【按】王清任先生制血府逐瘀汤方，如对症用之，效力最速，胡君遵此，用疗血瘀不寐症，又以治性乖肝亢、逆经倒行之衄血症，此血瘀阻经致上逆妄行也，大抵由于壅滞之血冲激而不归经，迥异寒热与虚耳。以上数症，他医未审为瘀血致病，药不对症，宜其治而无效也，先生深思明辨，独具只眼，治人所不能治之症，诚高人一筹者矣。

三十四、肥儿丸治验方证

方载《医宗金鉴》。

处方：人参、使君子肉、黄连、芦荟、芜荑、白术各五钱，胡连六钱，茯苓、鸡内金、神曲、麦芽、山楂肉各一两，炙草四钱，为细末，蜜丸一钱重。

（一）左乳下跳

郭姓女学生，十八岁，病左乳下跳，一年余，心下闷，如筑墙然，余无他症。考左乳下系胃之大络，伤于饮食，过饥过饱致胃热血瘀，则胃络即跳。以肥儿丸早晚各进一丸，饭前开水下，半月全愈。

（二）宿食闷跳

刘姓。晚饭后就寝沉睡，次晨觉腹闷不适，勉进早餐，食后肢沉气短，腹闷加剧，跳动不安，但按之不痛，宿食痞闷之症也。以肥儿丸早晚各服三丸，饭前白水下，服三日愈。

（三）腹痛

其一

曹姓学生，因重食，腹痛呕吐，以肥儿丸每服一丸，姜汤下，服二丸愈。

其二

郭姓学生，九岁，每进食时腹痛，饭后必大便，屎下失气，痛即止，三餐如是。与肥儿丸，早晚每服一丸，进三十丸而愈。

（四）饱闷饥烦

邢姓，病饱闷饥烦，气短倦怠，心下痞，按之跳。初病能食无力，继则食少肌瘦，病近二年，脉见细急，医言劳症，用补药，服一二剂见轻，再服即无效。余用肥儿丸，令早晚每服一丸，服至二十丸，忽便泻如胶下三四次，觉闷烦愈十之五，继服一月，体气恢复胜于平日。

（五）烧心

赵姓，每食后一小时，即嘈杂烧心，经二小时方愈，症近三月，缠延不已。以肥儿丸，早晚各服三丸，服三日全愈。

【按】肥儿丸乃补脾消食、清热杀虫之方，医者多用于儿科疳痞症。先生以之治杂病，按以上治验，多缘饮食所伤，胃实热结以致之，虽兼虚症，亦因实起，虚乃实中之虚也，若不与缓行消导，剧用攻下，实邪虽去，正何以堪。经云："损其不足，益其有余，医杀之尔"，甚矣医药之道，神而明之，存乎其人，彼拘泥鲜通，一成不变者，不可同日语耶。

三十五、猪苓汤加减方证

水　泻

其一

北门外，祁姓小儿，疹后泻泄，泻后转痢，痢止复泻水而渴，但饮不食，约三月余，医治无效。余以猪苓汤原方，服四剂，泻止思食而愈。

其二

魏姓小儿，痘后泻泄，泻止为痢，愈后忽又泻水，大渴不止，水入顷刻即泻出，百余日治疗无效。余以猪苓汤原方，六剂全愈。

其三

李姓小儿，咳嗽泻水，渴欲饮，不思食，五十余日。以猪苓汤加川贝、杏仁，四剂清愈。

其四

商姓小儿，咳嗽泻水，日轻夜重，热伤阴也。以猪苓汤加川贝，七剂愈。

【按】猪苓汤，乃滋阴化气、清热利水之方也。胡公诊治小儿疹痘后之水泻，纯用此汤而痊，因痘疹之余热未尽，泻水伤阴，故以育阴利水而愈。加杏贝以疗咳嗽水泻者，是兼降气化痰、定咳止嗽，寓利水于养阴之中，大抵皆以小便得通，肺气得和，而大便自实，分利之法，诚上策也。况病皆经久未愈，热泻已伤阴分，舍此治法，决难取效，足征先生不但男女科医术登峰，抑且福幼之能手名实相副，非过誉也。

三十六、参归汤加减方证

处方：人参两，当归两，荆芥炭二钱。

产后血晕

其一

王姓妇，产后血晕，不省人事，面青肢凉。失血过多，脉微欲绝，病势危笃。急与参归汤服之，药入一时许，神识明了；继服二煎，安卧入睡；用四剂全愈。

其二

李姓妇，产后二日，失血过多，眩晕而呕，与参归汤引生姜五片，两剂知，四剂已。

其三

南门里，杨姓妇，产后头晕，不欲卧，卧则目眩心乱，汗出恶风，经两昼夜，食水未进，服药无效，医言气血已脱，无药可挽。请余往诊，脉大无力。以参归汤服之，一煎服下气息平宁，俄顷心安；连服二煎，汗止头轻。继服二剂，已能安卧；四剂全愈。

【按】产后元气虚脱，确因血去过多，以致败血冲心，故眼生黑花，头晕瞀乱，心神不宁，诚属危急之候，斯时非重用温补气血之方，断难挽救。揆胡公治血晕三案，统以参归汤，拯虚败之症，化险为夷，良由是方之苦甘化阴，交补心脾，使阳和健运，气血双恢，生机活泼自臻康宁矣。

三十七、芍药黄芩汤加减方证

方载《东垣十书·脾胃论》。

处方：白芍五钱，黄芩三钱，吴萸炒连①一钱半，滑石，竹叶各三钱，生草一钱。水煎服。

（一）热泻

其一

张姓，患泻三月余，不胀不痛，饮食如常，仅气短无力，日下三四行，服温补药无效。脉细急。此热郁肠胃、正气稍虚、传化失职之热泻也。余以芍药黄芩汤，六剂而愈。

其二

李姓，病泻一年余，脉弦急，泻前腹痛，粪赤黏，频少后重，小便黄热，食减身疲，此肠胃气滞之泻利也。拟与芍药黄芩汤加川军、木香各一钱半，焦楂、枳壳各三钱，服二十剂而痊。

---

① 连：黄连。

其三

吴姓，病泻腹痛，心下胀闷，按之硬，经年未愈，诊其脉，左弦右数，肝胃郁结之热泻也。以芍药黄芩汤加木香钱半，川军二钱，焦楂、枳壳、根朴各三钱，服二十剂而愈。

（二）热泻，咳嗽

其一

陈姓，先泻后嗽，日轻夜重，日泻三四次，红黏不爽，历八月不瘥。脉细数，以芍药黄芩汤加瓜蒌、川贝、杏仁各三钱，桔仁二钱，服二十剂痊愈。

其二

李姓，病泻利腹痛后重，日泻四五次，夜泻一二次，症经两阅月。泻前素患咳嗽气短，午后发热，痰多食少，消瘦无力，日轻夜重，弥年未瘥。就余求诊，脉细急，以芍药黄芩汤加瓜蒌、钱川贝、秋桑皮、骨皮各三钱，木香一钱，川军钱半，煎服三十剂，嗽、利并愈。

（三）呕泻

宋姓，病泻黏滞不爽，上逆作呕，脉大而长，阳明热炽上炎则呕，下迫则泻。与芍药黄芩汤加姜半夏三

（四）水泻

鲁姓，卒病泻水，不呕不痛，渴欲饮冷，水入片刻，一泄如注，脉大而急，午后发热。治以和气利水，芍药黄芩汤加花粉、知母各三钱，木通二钱，两剂而愈。

【按】湿成五泻，然有寒热虚实挟症之不同也，即如见火证火脉者乃热泻也。张某之泻，服温补不效，脉细急，乃火郁肠胃也；李某先痛后泻，服温补不效，脉细急，乃火郁肠胃也；李某先痛后泻，黏滞不爽，小便赤黄，因肝气盛，肠胃结热也；陈某，李某之泻而兼咳，亦莫不系肠胃热滞，灼肺伤金，致肝欲泄而肺欲收，气不通调，则腹痛后重，上呛作咳也。它如泻而兼呕，水泻如注者，总不外胃火上炎，热注下迫而然也。经云：诸逆冲上，皆属于火；水液浑浊，皆属于火；又云：诸呕吐酸，暴注下迫，皆属于热。故以芍药黄芩汤，泻热和阴，止痛散逆病自痊矣，加木香，槟榔，枳壳桔仁者，调气破滞，除后重不爽也。加杏仁、川贝、桑皮、瓜蒌者，润燥行痰，清肺止嗽也。加大黄、木通、骨皮、知母者，荡热滋阴、清肠通便、分利以止泻也。加生姜、半夏，平逆以止呕也。本方从《伤寒论》太阳少阳合病下利之黄芩化裁而来，诚清里热、整肠胃，偏于热滞泻利之良方也。

三十八、显仁丸方证

处方：炒二丑二两，飞滑石二两，黄芩一两，川军一两，黄连二钱半，川芎二钱半，薄荷二钱半，共为细末，炼蜜为一钱重丸，凉开白水送下。

【按】今人之病，内症者实多，情因饮食不节、伤中伤饱、郁结肠胃，百病生焉。内有结热、热则生火、火凌肺金则咳呛短气，热结肝胆则眩呕咽干。胃不和则卧不安、饱闷气逆，饥则心烦，火克庚金则下利肠垢，腹痛后重，或完谷不化，或粪便带水，或先滞后利，或先痛后泻，或不痛而泻。此丸为治肠胃之主药，量症与服，效力颇著。

（一）虚中挟实之下利治验

其一

卞树森之次子，下痢肠垢，腹痛后重，日二三次，气短身疲，饱闷饥烦、肌肉消瘦，肢软行艰。多医认为痨症，奄奄三年、百药无效。就余诊治，脉长大有力，食尚知味，便黏矢气，知系肠胃结热、脾不健运、虚中挟实之泻利也。遂以显仁丸，早晚各服三丸，凉开白水送下。服七日，始下黏热便三四碗许，症势较轻；继每次服二丸约半月，病愈强半，即减量为一丸，用开白水送下；服五十日，便调体胖，气壮身轻，症告痊愈。

【按】医以气短消瘦、肢软身疲，而断为不足之虚症，此舍本求末之疗法也，宜乎不效。先生本内经暴注下迫，皆属于热，与伤寒阳明篇，转矢气为有燥屎，用大承气攻之之旨而施治，况切诊长大有力，下利肠垢，脉症俱实也，更兼食尚知味，为胃气未衰，纯因实热充斥，胃强尚任攻下，浸假实结不去，则气血日被熬煎，转为虚败之危症，医者更借为口实矣，病延三载，邪热蟠踞，未至伤生者，只缘饮食未减，胃能纳谷耳，显仁丸为缓下结热之法，邪热去而不伤正气，妙在递减药力，使邪解正复缓缓消息之，诚为已虚中挟实之上策也。

其二

艾姓，便溏泻而黏滞不快，日二三次，食后烦闷、气短疲乏，但食量如常。医言脾肾双虚，用建中补肾药无效，改用热药，服后则心烦腹痛，便时矢气，二年不瘥。余以显仁丸早晚各进二丸，凉开水送下，服四十日全愈。

【按】溏泻经久未瘥，虽兼身乏气短，但泻下黏滞不快，非清沏鸭溏者可比，况饮食未减，症虽日久，胃气素强可知也。用显仁丸，缓下热结，而臻痊愈者，乃通因通用之剂，变丸以缓之为疗虚中挟实之大法也。

（二）食前胀痛

王姓，每饭前在食物消化时腹痛胀闷，两胁窜痛，既食入则痛止胀消，食量如常，余无他病。与显仁丸，早晚各用三丸，服至五日，便下黏胶，减为二丸，服两月而痊。

（三）便前腹痛

李姓，病经年，便前腹痛，便后痛止，以显仁丸，早晚各用二丸，服二十日愈。

【按】经云："痛则不通"。如王某，食前胀闷上牵胁痛，是肝气滞、胃郁热也；李某，便前腹痛，便后即愈，乃脾气塞，肠滞热也。显仁丸泻热攻积，破滞开郁，使肝气舒和，胃肠通畅，如顺风扬帆，一往无阻。通则不痛，理固然也。

（四）大便矢气

刘姓，患大便矢气十余年，昼夜虚恭频频，腐臭有声，令人掩鼻。过余求治，与显仁丸，每进二丸，百日愈。

【按】转矢气实与阳明燥结转矢气可攻以大承气同义。病虽年久，亦可攻泻，以开结滞、导热下行，显仁丸虽属攻下之剂，但丸者缓也，热结得通，矢气自除，此方乃攻下之法变化而用之者，因方可变法不可变也。

（五）阴吹

安姓妇，患小便矢气、正喧有声，连续不绝，动重静轻，饮食如常，经血亦调，惟色黑紫黏，逾半载，调治无效。余用柴胡、丹皮为引，煎汤送服显仁丸，早晚各一丸，服二月，小便失气愈，经色亦正常。

【按】女子阴吹，《金匮》治用膏发煎以润之，因谷气过实，阳明下行之气，不得从其故道，而乃别走旁窍也。此仿其法，用显仁丸，以攻肠胃之坚，加柴胡、丹皮以清肝活血，故矢气愈，经色正常，血热亦随之而去矣。

（六）能食不化

张姓，食倍常人，但饭后即泻，完谷不化，便时转矢气，腹不痛，口渴，欲冷饮，脉滑数长大无力，症延五年未瘥。与显仁丸，令早晚各服二丸，开水下，服二月而愈。

【按】饭后即便，完谷不化，谁不认为脾胃虚寒，乏火化软？但肺气燥极，亦有此症。盖因肺与大肠为表里，饮食入胃，随燥热之气未得消化即下迫大肠而出矣，此与暴注下迫之症相类，况脉与兼证，纯属实热，且能食，不痛泻，有转矢气，尤为胃有燥热之明征也。先生以显仁丸缓而下之，久服得瘥，是审症既明用法亦当，宜乎收预期之效果，尚望同道，慎勿视此症为少阴虚寒，从水而化，以下利清谷而治之，则谬甚矣。

（七）腿痛

其一

寇姓，两腿疼痛、左轻右重，时重时轻，大便黏腻，有矢气则痛轻，症逾三月医药罔效。脉沉而有力，此肠胃结热，四旁失运之故也。经云："若有矢气者，可下之。"遂以显仁丸，嘱其早晚各服三丸，凉开水送下，服五日大效，七日愈。

其二

李姓妇，卒患腿痛，动则痛重，卧则痛轻，脉长大，食后消谷善饥，确因肠胃实热壅塞不通而痛也。即以显仁丸，十八丸分三日服，大便溏泻四五次，其痛若失。

【**按**】医者凡治腿痛，非云风寒外感，即云肝肾内伤，若因肠胃热结而致者，仍墨守疗感、伤之法以从事，其不成废疾者鲜矣。先生疗以上两案，俱断为肠胃结热，皆用显仁丸，攻下全愈，此一本张仲景治胃实之法，一本徐灵胎疗胃滞之方。语云：熟读胸中有本，其斯之谓欤。

三十九、附子汤方证

（一）不语不食

辽阳南街，张会，二十六岁，患病六七日，脉象微细，复被喜静，不食不语，闭目曲卧，似睡非睡，不欲见人。此乃少阴病，真阳不足之候也。以《金匮》附子汤原方，三剂立愈。

【按】凡病属阳者主动、属阴者主静、此病脉诊微细，而症见静象，知系肾阳虚也无疑；况似睡不睡、脉微细者，亦同伤寒少阴病、邪从水化之虚寒症、"脉微细，但欲寐"也。用附子汤，以温肾助脾，扶阳和阴，火旺则寒自消，土固则水得利，方中附子之辛热得白术甘温而为助，得茯苓之甘淡以为使，则互相为用，相得益彰矣。

（二）睡病

城西首山侧，黄地村，黄金明，二十六岁。患睡病，三年余，夜睡达旦，须呼唤始醒，用饭时经常瞌睡，致失箸摔碗。铲地亦睡，有时将全苗锄芟，行路亦睡，跌磕触撞方醒，大有终日昏昏，起做俱废之概。就余诊，脉见迟细，治以附子汤，十余剂而瘥。

【按】《灵枢·大惑论》曰："……故肠胃大则卫气行留久，皮肤湿，分肉不解则行迟，留于阴也久，其气不清则欲瞑故多卧矣。"是知此等睡病，乃不分昼夜者，实阴盛阳虚而一味主静也。较诸卫气独行于阳，不得入于阴者，适得其反。先生参明此理，妙用附子汤以化阳抑阴，阴平阳秘，使臻于衡，则睡魔退避三舍矣。

四十、礞石滚痰丸方证

明王隐君制，方见汤头歌①，原载《养生主论》。

处方：青礞石（与牙硝同煅为金色）一两，大黄八两，黄芩八两，沉香五钱，为细末水丸。

（一）不欲见人

东山，万两河，孟姓，五十三岁。患病年许，默默不欲见人，见人即恐惧不安，如遇平素投契者，即云，吾病非死不可，快救我命，余无它语。能食体胖，少神无力，屡治罔效。来城问方于余，余断为痰迷怪病。与滚痰丸半斤，令早晚每服三钱，姜水送下，服毕病愈过半，继又服半斤全愈。

（二）痴呆少语

城北，瓦窑子村，张姓妇，病中风，愈后能食，日肥胖，但痴呆、少语、疲倦无力，经年未愈。延余诊治，

---

① 汤头歌：汤头歌诀。

脉滑大有力，断为痰迷心窍。以礞石滚痰丸，早晚各服三钱，姜汤送下，服月余而痊。

【按】痰迷心窍，即癫症之类也，揆诸以上两案，症势相同，考言为心声，痴呆少语，默默不欲见人，岂非老痰为病之明征乎，先生运用是方：意取治痰之功专在礞石，况礞石与焰硝同煅，有化石之能，非独攻下顽痰已也，并起阴阳相济之妙，复以黄芩肃肺经清化之源，大黄泻脾经酿痰之热，沉香利肾经生痰之本，三焦清利，痰自不生，是礞石治其本，三者穷其原，彻下迟上，拔本穷源，则神明自复矣。

四十一、子龙丸方证

方见《三因极一病证方论》，又名控涎丹，宋陈无择著。

处方：红芽大戟一两，湿纸包煨，炒白芥子一两，煨甘遂一两。共为细末，炼蜜为三分重丸。

（一）右眼痰核

刘二堡，河北，孝廉周化南之长男，十五岁。右眼睑长一痰核，如指肚大。至余处求治。以子龙丸，早晚每服一丸，姜水送下，四十日全愈。

（二）左眼痰核

城北石桥子，关纪明之女，十四岁。左眼睑长一痰核，指盖大，求治于余。以子龙丸，嘱早晚每服一丸，姜水送下，月余而痊。

（三）喉内痰核

城南三块石村，周桂忱，患病年余，医药无效，经友人介余诊视，脉缓而弦，自诉嗓子左侧有一小疙瘩，饭后觉有食物碎渣结于喉间，咽噎不下，须咳吐净，方觉清爽，每食后如此，困闷异常。余审其脉症，决非噎膈，确为内有痰核阻结故也。拟以子龙丸，早晚每用一丸，姜水送下，五十日清愈。

【按】子龙丸为行水气、涤痰涎之猛剂，故又名控涎丹。凡水因气滞而为内外科痰水结聚之病证，莫不恃此丸以消结破坚、推陈致新之力而治之。以上三案俱系痰凝结核为患，考痰之本，水湿之所化也，得火煎熬或因气滞则胶着为牢固不拔之证，设用一般疏气化痰之法，敷衍从事，安能攻积拔坚，除痰核凝结之痼疾哉，经云："治病必求其本"，又云："坚者削之"，此先生运用猛剂之大要也。

四十二、桃苓丸方证

处方：桃仁四两（去皮生用），白茯苓四两，淡附子四钱，共为细末，生白蜜为小丸，芡实子大。

老年尿血

四合盐店，李翁，八十七岁，患小便尿血，频涩刺痛，便时，头手着壁，痛苦难堪，二十余日，屡治无效，就余求诊，脉沉弦。遂予桃苓丸，嘱早晚每服二十丸，粳米汤送下，半月痊愈。

【按】尿血之病因虽多，要不外热侵阴络之所致也，一般治疗之法，初清热以行血，继引血以归经，此老年尿血，虽现刺痛频涩之热征及沉弦郁结之脉候，但以耄耋高令，即有肝郁火动热侵阴络之现症，亦当顾其阳虚不运之主因也。先生用桃仁以活郁生新，白茯苓以入阳通气，佐附子以助阳维阴，使之和协，庶肝郁解而痛息，气统血而归经，更妙在用粳米汤送服，取"稼穑作甘""五谷以为养"而补脾益阴，诚药简用贱，面面周到。

四十三、桂枝茯苓丸方证

处方：桂枝、茯苓、丹皮、桃仁（去皮）、白芍各等分，共为细末，炼蜜为二钱重丸。

屡患小产

沈阳南关，牛姓妇，二十六岁结婚八年，小产十七次，每次均不超三个月，漏血必产。是年又受孕四十日，就余诊治，脉缓而沉，询其所苦，据云，平时自觉脐上跳动。因悟其宿有症疾，胎失所养，致成半产。遂以桂枝茯苓丸，首嘱早晚各服一丸，如不效，可渐次加至每日服三丸，白开水送下。服至五个月后，漏血止，脐上动气平，症去停药。满九个月，产一男孩，四年后，又间次育三男。

【按】桂枝茯苓丸乃仲景治妇人宿有癥疾之方也。胡公以之治小产因于症疾者，观其察脉审症，仅由脉现沉缓，脐上跳动，产当三月为依据，而确诊为素有症疾，胎失所养致成小产。非熟于临床，见微知著，不克臻此也。盖先生诊动在脐上，非同动在脐下而胎欲堕也。胎届三月必漏血而产者，知其有阻碍新血入胞之症疾为害，血无所入，则胎失所养，新血充斥则离经而下，脉现沉缓，虽有癥疾而胃气未伤可以救治，然症不去则胎难养，故遵《金匮》之法令瘀去症消，辟新血入胞之路，勿以桃仁牡丹皮，破瘀伤胎而畏缩不用，经云："有故无殒，亦无殒也"。绎言之，因病用药，对孕妇无害，对胎儿亦无害也。不理胎而胎自得养，正所以安胎，况用丸剂，取其缓和而不猛竣，诚万举万当、却病以养胎之良法也。

四十四、归母苦参丸方证

方载《金匮要略》。

小便刺痛

奉沈西沙岭，华姓老妪，四十六岁，初病小便不利，尿下点滴，刺痛非常，小腹胀闷，症经六阅月，多次医药，经用分利，下瘀，补、泻、升提等法，均无一效。伊侄进城至李成衣局，与备衣衾后等事，李执事询问经过，转介伊侄至春和堂访余问治，详诉病情外，余复问知饮食、大便如常，且身无寒热，起居泰然。据此可知气血表里，二阳无恙，其病定在膀胱下口，风邪化热，封锁州都，热微则痒，热甚则痛，抑亦邪盛正虚，气不能化，瘀塞而痛也。遂以归母苦参丸，改作汤剂，等分为三钱，水煎服二帖，病愈强半，又四剂清愈。

【按】归母苦参丸，即《金匮要略》当归贝母苦参丸之简称，考《金匮》妊娠篇以此丸治妊娠小便难，饮食如故之方也。先生用此方，变为汤剂者，取其及时涤荡而收迅功也。方中当归、苦参补心血而清心火，贝母开肺郁而泻肺火，然心与小肠相表里，心火不降，则小便痛而不利；水出高源，故肺气不行于膀胱，则水道涩而不通，况本经载贝母主治淋漓邪气，犹洽于本症之运用也。经云："病在下取之上"，即斯之谓欤。